T0132804

Kohlhammer

Die Autorin

Brigitta Schröder, Krankenschwester und Schweizer Diakonisse, ist Supervisorin DGSv, Lebens- und Trauerbegleiterin. Weitere Informationen zur Autorin, ihrem Konzept des »Blickrichtungswechsels« und den von ihr angebotenen Fort- und Weiterbildungen finden sich unter www.demenzentdecken.de sowie www.blickrichtungswechsel-bs.com.

Brigitta Schröder

Spiritualität Raum geben

Wie der Blickrichtungswechsel Menschen
mit und ohne Demenz ermutigen kann

Verlag W. Kohlhammer

1. Auflage 2021

Alle Rechte vorbehalten
© W. Kohlhammer GmbH, Stuttgart
Gesamtherstellung: W. Kohlhammer GmbH, Stuttgart

Print:
ISBN 978-3-17-038012-7

E-Book-Formate:
pdf: ISBN 978-3-17-038013-4
epub: ISBN 978-3-17-038014-1
mobi: ISBN 978-3-17-038015-8

Inhalt

Geleitwort von Andreas Kruse

Die Autorin Brigitta Schröder legt ein überzeugendes und bewegendes Buch vor. Dieses Buch überzeugt mit seinen Argumenten für eine deutlich stärkere Berücksichtigung spiritueller (oder religiöser) Themen in einem emotional intimen Austausch: Es legt dar, wie sehr sich in diesem Austausch das »Geistige« des Menschen ausdrücken, ich würde es nennen: aktualisieren kann. Dieser Prozess der Selbstaktualisierung ist, folgt man der Autorin bzw. jenen Autoren, die sie zu Wort kommen lässt, nicht nur bei kognitiv gesunden Menschen erkennbar, sondern auch bei Menschen, die an einer Demenz erkrankt sind; in einem weit fortgeschrittenen Stadium der Demenz vermittelt sich diese Aktualisierung immer weniger durch das Wort und immer mehr durch Mimik und Gestik.

Dieses Buch bewegt, weil es uns Anteil nehmen lässt an dem, was man mit dem Philosophen Henri Bergson (1859–1941) als unendlich fortdauernden psychischen Geschehensfluss charakterisieren kann. Die Psyche ist permanent im Fluss und erweist sich bei genauer Betrachtung als ungemein schöpferisch. Der Autorin ist es gelungen, diese schöpferischen Qualitäten der Psyche zum Ausdruck zu bringen bzw. einmal mehr lebendig werden zu lassen. Dabei stützt sie sich auch auf eindrucksvolle biografische Dokumente von Frauen und Männern unterschiedlichen Alters. Diese Dokumente wie auch die behutsam vorgenommenen Deutungen durch die Autorin zeigen uns, wie wichtig es ist, sich in den psychischen Geschehensfluss eines Menschen »einzuschwingen«. Und dieses Sich-Einschwingen erweist sich auch bei Menschen mit einer Demenz als ein Geschehen, in dessen Verlauf wir über die Psyche sehr viel erfahren und lernen.

Zu diesen Lernerfahrungen gehören die unterschiedlichen Ausdrucksformen der Spiritualität. Die Vielfalt dieser Ausdrucksformen richtet an

Begleiterinnen und Begleiter, an Zuhörerinnen und Zuhörer die Aufgabe, sich gegenüber der Spiritualität (oder der Religiosität) einer Person zu öffnen, diese nicht als etwas »abzutun«, was in der heutigen Zeit »nicht mehr zählt«. In der diskreten Form, die in diesem Buch gewählt wird, sehen sich vielleicht auch jene Menschen ermutigt und ermuntert, sich mit »ihrer« – vielleicht noch verdeckten – Spiritualität auseinanderzusetzen, für die diese bislang möglicherweise noch kein Thema gewesen ist.

Eine wirkliche Bereicherung für jene, die ratsuchende oder auf Hilfe angewiesene Menschen in Krisen- bzw. in Grenzsituationen begleiten. Zudem für jene, die Impulse für die Auseinandersetzung mit ihrer eigenen Spiritualität suchen und dankbar aufgreifen.

Heidelberg, im Mai 2021, Univ.-Prof. Dr. phil. Dr. h.c. Dipl.-Psych. Andreas Kruse, Direktor des Instituts für Gerontologie der Ruprecht-Karls-Universität Heidelberg

Geleitwort von Regine Strittmatter

Wenn wir suchend unterwegs sind mit der Frage, was Menschen gesund erhalte und ihnen auch in schwierigen Zeiten, bei Krankheit oder nahendem Tod eine ureigene Ressource sei, finden sich viele Antworten und eine Erkenntnis: soziale Bezogenheit und Sinnhaftigkeit. Damit sind wir mittendrin im Thema Spiritualität. Diese ist der Raum für existentielle Dimensionen menschlichen Seins jenseits rationaler Erschliessbarkeit. Geborgenheit, Hoffnung und Sinnhaftigkeit sind spirituelle Alltagserfahrungen, geboren aus der Beziehung zu anderen, die Beziehung zu sich selbst erst ermöglicht. Für niemanden gibt es eine Perspektive aus dem Nirgendwo ohne Gegenüber. Wir werden unser Leben lang geprägt von Menschen und wir prägen Menschen. Andere sind der Spiegel, in dem wir uns kennen lernen, reflektieren und entwickeln – bis ans Lebensende, ob gesund oder an Demenz erkrankt.

In grosser Prägnanz und Anschaulichkeit zeigt uns Brigitta Schröder in ihrem Buch auf, wie Zuwendung, Neugierde und radikale Menschenorientierung die Beziehung zwischen Betroffenen und Pflegenden verändert. Sie appelliert an unsere Fähigkeiten, achtsame Begleiterinnen und Begleiter von Menschen mit Demenz zu werden, die immer wieder aufs Neue versuchen, die Welt aus der ihrigen, so anderen Perspektive zu sehen und zu verstehen. Aus diesem Verstehen entwickeln sich im Betreuungsalltag andere Angebote für Tun und Handeln, entstehend aus der momentanen Bedürfniswelt und tief verwurzelten biographischen Erinnerungsspuren.

Spiritualität als geistige Verbindung zum Nicht-Verstehbaren und als Staunen, Spiritualität als intensive und unmittelbare Erfahrung von Natur und Kultur, Spiritualität als Hilfe, das Unverfügbare und Unabänderliche zu respektieren – zusammen mit sozialer Bezogenheit sind das heilsame Elemente in der Arbeit mit Menschen, deren Erkrankung nicht heilbar ist.

Sie geben sowohl den Betroffenen als auch den Pflegenden die Sicherheit, dass selbst in Grenzsituationen Geborgenheit, Hoffnung und Sinn zu finden ist – im Bewusstsein der unverlierbaren Würde menschlichen Lebens.

Viel Leben, Erfahrung, alltagstauglich Hilfreiches, Ermutigendes, Buntes finden Raum auf den nächsten Seiten. Gut hat Brigitta ihre an sich gerichtete Frage, ob sie in ihrem Alter nochmals ein Buch schreiben möchte, positiv beschieden.

Dr. Regine Strittmatter, Stiftungsdirektorin der Stiftung Diakoniewerk Neumünster – Schweizerische Pflegerinnenschule, Zollikerberg
im April 2021

Einleitung

Prüfend stelle ich mir die Frage, ob ich in meinem Alter nochmals ein weiteres Buch schreiben möchte. Vom Kohlhammer Verlag ist der Wunsch an mich herangetragen worden, das Thema »Spiritualität« in einfacher, praxisnaher Form zu beschreiben, Impulse weiterzugeben, um sie alltagstauglich umsetzen zu können. Das motiviert mich in Anbetracht einer ganzheitlichen Sichtweise darüber nachzudenken, wie Menschen mit Demenz, Angehörige und Begleitende durch Spiritualität Trost, Geborgenheit, Halt und Ermutigung vermittelt werden kann.

Je länger ich mich damit beschäftige, desto eindeutiger spüre ich, dass es sinnvoll ist, der »Spiritualität« praxisnahe Impulse zu geben, um diese nach Bedarf individuell und kreativ umzusetzen. Solches Vorgehen gibt Orientierung, ist wie ein Anker und bereichert das Geben und Nehmen. Es ist keine Frage der Zeit, sondern eine der Haltung, letztere ist entscheidend. Wer sich Zeit nimmt, gewinnt Zeit!

Ich freue mich und bin allen Personen sehr dankbar, die für dieses Buch persönliche, wertvolle Beiträge zur Verfügung gestellt haben. Sie beschreiben in Offenheit den Weg ihrer Spiritualität und wie sie das Erfahrene leben lernen. Ihre Texte sind eine besondere Bereicherung, stärken und ermutigen, den eigenen Weg zu suchen, zu finden und zu gehen.

Der Mensch, ganzheitlich betrachtet, ist ein körperliches und geistigspirituelles Wesen. Brot allein gibt dem Leben noch keinen Sinn. Körper und Seele benötigen stärkende Nahrung. Das ist in den unterschiedlichsten Lebensphasen zu beachten, besonders wenn Menschen ihre Privatsphäre, ihr Zuhause aufgrund ihres Alters und ihrer besonderen Lebensumstände verlassen müssen, um in eine Einrichtung einzuziehen. Aus diesem Grund liebe ich den Slogan dieser Institution, in der ich wöchentlich beim Besuchsdienst ein- und ausgehe: »Mehr Leben statt Pflegen«.

Menschen mit Demenz benötigen in ihrem Dasein eine ganzheitliche Begleitung. Sie spüren und nehmen Wertschätzungen viel besser wahr, als wir denken. Sie leben nur auf einer anderen Daseinsebene und sind wie Seismografen. Menschen mit Demenz haben, trotz ihrer Veränderungen, das Recht wertschätzend und individuell begleitet zu werden und weiterhin als Persönlichkeit in der Gesellschaft Integration und Teilhabe zu erleben.

Mein Anliegen ist es, eine praxisnahe Unterstützung anzubieten, um individuell und prozessorientiert vorzugehen, um eine Haltung zu entwickeln, die bei jedem persönlich beginnt und durch Selbstreflexion zu mutigen Schritten in die Selbstannahme und Selbstliebe führt.

Das erste Buch mit dem Titel »Blickrichtungswechsel. Lernen mit und von Menschen mit Demenz« ist 2010 im Selbstverlag veröffentlicht worden. Der Kohlhammer Verlag hat die Publikation der 2. Auflage übernommen, was mich spürbar entlastet hat. Inzwischen ist die 4. Auflage erschienen.

2010 hatte ich genügend Zeit, mich mit dem damals für mich ganz neuem Thema, das mich faszinierte, zu beschäftigen. Ich bin dankbar, dass mir der Verlag für dieses Buch eine Lektorin zur Seite gestellt hat.

In der Zwischenzeit sind über Demenz so viele Bücher, wissenschaftliche Arbeiten und Konzepte geschrieben und Projekte durchgeführt worden. Entscheidend ist für die heutige Gesellschaft, besonders auch im Umgang mit Menschen mit Demenz, eine Haltung zu entwickeln, die von der Absicht und dem Ziel bestimmt ist, den Menschen in seiner individuellen Vielfalt und Eigenständigkeit wahrzunehmen, zu achten und leben zu lassen. Selbstreflexion ist zu fördern, um Eigenverantwortung zu übernehmen.

Vielfach wird mit dem Finger auf Andere gezeigt, z. B. auf Politiker: diese sollen, müssen, haben das oder jenes zu tun. Das jedoch ist einfacher gesagt als getan. Wie schnell wird vergessen, dass drei Finger auf mich selbst gerichtet sind, wenn ich mit einem Finger auf Andere zeige. Sichtbar wird zugleich, dass es bei mir selber, beim Einzelnen anfängt. Ich gehöre zum Ganzen und bin mitverantwortlich, wie die Gesellschaft sich weiterentwickelt.

Einen individuellen Blickrichtungswechsel einzuüben ist ein lebenslanger, lernender, authentischer Prozess. Ein erster Schritt ist, den Weg zu sich selbst zu finden. Toleranz mit sich selber einzuüben, sich ganzheitlich annehmen, sich selber zu loben und zu lieben ist für viele eine besondere Herausforderung, weil es nicht gelehrt wird. In meiner Generation wurde den Kindern und jungen Menschen vermittelt »Eigenlob stinkt!«. Ich habe es verändert in »Eigenlob stimmt!«. Das bedeutet, sich ganzheitlich mit allen Ecken und Kanten zu bejahen und sich selbst liebend anzunehmen.

Trotz meiner Bedenken will ich es wagen, meine Gedanken aufzuschreiben, denn Spiritualität hat in jeder Lebenslage Sinn gebende Bedeutung und ist ein Lebenselixier.

Mein Mentor Prof. em. Konrad Pfaff, Soziologe, Gründer des Seniorenstudiums in Dortmund, hat mich gefördert und gefordert und mir folgenden Text mit auf den Weg gegeben.

Genieße deine Spiritualität
Ich glaube an jeden Gott in jedem Menschen.
Ich glaube an die geschwisterliche Gleichheit
durch unser tiefes weites Selbst.
Ich glaube an den Anfang und den Mut.
Ich glaube an den Weg, die Reise und die Hoffnung.
Ich glaube an das Jetzt und nicht an das Vorgestern und Übermorgen.
Ich glaube verzagt.
Ich suche, zweifle, richte mich aus und auf.
Ich glaube an mein Selbst in jedem Du,
an die tiefe Basis der Verbundenheit der Erwachten.

Raum zur Selbstreflexion

Jenseits von richtig und falsch gibt es einen Ort. Dort treffen wir uns.
nach Rumi (13. Jh.)

Gott wohnt in jedem Menschen, und wenn wir ihn finden wollen, dann können wir ihm nur in den Tiefen unseres Herzens begegnen, dort ist er zu Hause. Das ist der einzige Ort, an dem Gott wohnt.
Rabindranath Tagor (1861–1914)

1   Blickrichtungswechsel einüben

Jede neue Beschreibung und Definition des Begriffs »Blickrichtungswechsel« ist weder ein Richtungs- noch Perspektivenwechsel, sondern eine Drehung um 180°, bringt mich einen Schritt weiter. Er wird umfassender, verständlicher und mein Anliegen wird adäquater vermittelt.

Der Blickrichtungswechsel ist ungeeignet für ein Konzept, denn er würde an Inhalt und Umsetzung verlieren. Ich kann nur Impulse weitergeben, die individuell umzusetzen sind, denn jeder Lebensweg ist einmalig.

Die Beziehung zur Urquelle, zum Unfassbaren, das, was Größer ist als ich selbst, ist so unterschiedlich, wie der Daumenabdruck oder wie das Blatt am Baum. Wird die Sicht der Blickrichtung verinnerlicht und gelebt, verblasst die Dualität, Reglementierungen entfallen. Das Entweder-oder wird zum Sowohl-als-auch, statt dem Schwarz-weiß-Denken entstehen Grautöne. Die hierarchische Sichtweise wird zum Miteinander auf Augenhöhe im Geben und Nehmen. Der gegenseitige Respekt, die Toleranz und die umfassende Liebe werden gefördert und gelebt.

Lebensstufen

Auch in diesem Buch werde ich die (aus meinen früheren Büchern) bekannten und vertrauten Skizzen einfügen. Bilder prägen sich besser ein als Worte, und Wiederholungen vertiefen. Der Blickrichtungswechsel ist ein Prozess, der lebenslang einzuüben ist.

Bei der Umsetzung bin ich auf unterschiedliche Gegenüber angewiesen, denn sie erklären, ergänzen, spiegeln, ermutigen. Vier Augen sehen mehr als die eigene Sichtweise.

Im Internet finden sich zahlreiche Bilder, die darstellen, wie man sich vor etwa 120 Jahren das Stufenalter bzw. die »Lebenstreppe« des Menschen vorstellte. Es fängt bei Adam und Eva an. Stufe um Stufe geht es aufwärts bis zum Höhepunkt. Dann geht es abwärts bis zum Zittergreis, der in sich geknickt auf dem Stuhl sitzt. Diese Darstellung betont das Defizitäre, das Abnehmen, das weniger Werden im Alter. Verminderte Leistungsfähigkeit und Produktivität geben in unserer Gesellschaft dem Minderwertigkeitsgefühl Raum. Älter werdende Personen sind auf Unterstützung der Jüngeren angewiesen. Das ist oft schwer anzunehmen, weil der Wunsch, das Bedürfnis nach Autonomie auch im Alter dominieren. Die äußere Arbeit älterer Menschen verblasst und ihre innere Arbeit wird intensiver. Weshalb wird das nicht früher eingeübt? Kommt ein Erdenbürger auf die Welt, hat er sich auch wieder zu verabschieden. Weshalb wird dieser Weg so verdrängt, statt sich frühzeitig damit zu beschäftigen und sich darauf vorzubereiten?

Stattdessen wird zumeist versucht, das Älterwerden zu verdrängen. Anti-Aging wird großgeschrieben. Warum nicht Happy-Aging?

Jede Lebensphase geht aus meiner Sicht und Erfahrung mit besonderen Fähigkeiten einher, die es sich lohnt, sie zu entdecken und zu leben. Weshalb wird das weder vermittelt noch eingeübt?

Im Alter verblassen körperliche Fähigkeiten. Dafür können sich andere Kompetenzen entfalten, wenn die Bereitschaft da ist, diese Lebensphase anzunehmen und entsprechende Vorkehrungen zu treffen. Kinder sind zu loben, damit sie wachsen können. Wir älteren Menschen brauchen Lob, dass uns Flügel wachsen und wir davonfliegen können. Aus diesem Grund spreche ich nie »es wird weniger«. Nein, es wird mehr, weil uns Flügel wachsen, um davon zu fliegen.

Glücklicherweise wird mit den sog. Babyboomern, also der nach dem II. Weltkrieg bis etwa Mitte der 1960er-Jahre geborenen Menschen eine Generation eines Tages in Senioren-Einrichtungen kommen, deren Sichtweise und Haltung hoffentlich weniger durch das Defizitäre geprägt sein wird.

Ich genieße in meinem Alter einen beneidenswerten Freiraum. Ich muss nicht mehr müssen, bin frei von Systemen, Konventionen und Reglementierungen und kann mich stattdessen an meinen, Wilhelm Busch entliehenen Slogan halten: »Ist der Ruf erst ruiniert, lebt es sich ganz ungeniert.«.

Lebensphasen in der westlichen Kultur

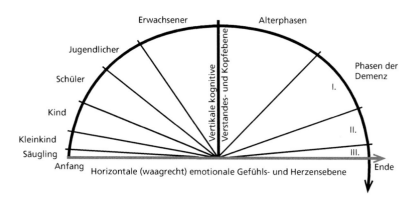

Abb. 1.1: Lebensphasen in der westlichen Kultur

Mit der Geburt beginnt jeder Mensch das Leben in der Horizontalen, auf der Gefühls- und Herzensebene. Schritt für Schritt lernt der Säugling dazu, wird Kleinkind, lernt sitzen, stehen, gehen, wird – entsprechend den Traditionen und Regeln unserer westlichen Kultur – geschult, erzogen, sozialisiert, lernt gesellschaftliche Werte, Regeln, Pflichten, logisches Denken. Die Verstandesebene, d. h. die Vertikale, bekommt immer mehr Raum. Auch die Dualität wird eingeübt: Gut – Böse, Richtig – Falsch, Schwarz – Weiß. Es wird vermittelt: Entweder isst du deinen Spinat oder du bekommst keinen Pudding.

Das Lernen ist einfacher als das Verlernen. Wer die Veränderung wagt, denkt nicht mehr absolut, sondern spricht von Grautönen und Sowohl-als-auch. Der erste Schritt zum Blickrichtungswechsel ist gemacht. Dabei wird Toleranz eingeübt. Eine solche Haltung kann nicht verordnet werden. Wer tolerant zu sich selber ist, ist auch tolerant zu andern. Das betrifft auch das Loben und Lieben.

In der östlichen Kultur geht es im Allgemeinen zuerst abwärts, dann folgt der Aufwärtstrend. Es entsteht eine gefüllte Schale. Älter werdende Menschen werden in der östlichen Kultur beachtet, verehrt und respektvoll in die Endlichkeit begleitet.

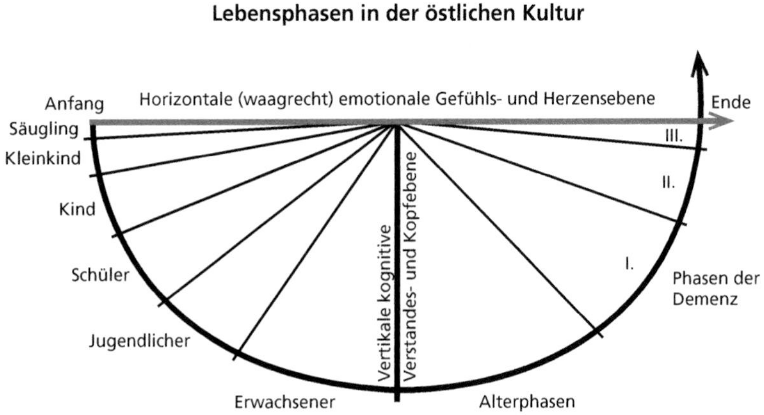

Lebensphasen in der östlichen Kultur

Anfang   Horizontale (waagrecht) emotionale Gefühls- und Herzensebene   Ende
Säugling
Kleinkind
Kind
Schüler   Vertikale kognitive Verstandes- und Kopfebene   I.   Phasen der Demenz
Jugendlicher
Erwachsener   Alterphasen

III.
II.

Abb. 1.2: Lebensphasen in der östlichen Kultur

Der Ahnenkult ist uns aus diesen Kulturen vertraut.

Menschen mit Demenz befinden sich auf der gleichen Ebene wie Kinder. Sie haben einen weiten Weg hinter sich. Sie brauchen weder Erziehungsmaßnahmen noch Maßreglungen, sondern eine wohlwollende und wertschätzende Begleitung.

Auch die weiteren Ausführungen und das folgende Bild können uns dabei helfen, uns in die Welt der Menschen mit Demenz einzufühlen, um sie adäquat begleiten zu können.

Die Entwicklung unseres Kurz- und Langzeitgedächtnisses über die Spanne unseres Lebens hinweg lässt sich anhand von drei gleich aussehenden Bäumen mit Wurzeln, Stamm und Krone veranschaulichen. Nur ein Teil des Baumes verändert sich mit zunehmendem Alter. Seine Krone, das Kurzzeitgedächtnis, wird immer blasser: deshalb wird das gegenwärtig Erlebte so schnell vergessen. Wurzeln und Stamm jedoch bleiben bestehen. Sie bilden das Langzeitgedächtnis.

Aus diesem Grund ist es hilfreich und fruchtbar, wenn wir älteren Menschen begegnen und sie begleiten, immer wieder ihre Erinnerungen an frühere Zeiten wachzurufen. Fotos, Gedichte, Musik und u. a. m. können dabei als Brücken zu Kindheit, Jugend oder auch das frühe Erwachsenenalter unterstützen. Wohlvertraute Lieder sind dabei häufig eine besondere

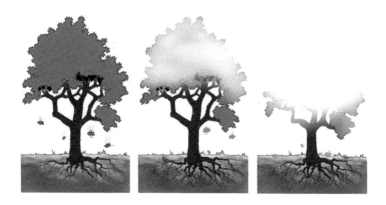

Abb. 1.3: Bildhafte Darstellung der Demenz

spirituelle Fundgrube. Musik ist der Königsweg zu Menschen mit Demenz, die Lieder oft auswendig singen und sich darüber freuen, aktiv teilhaben zu dürfen. Das stärkt ihr Selbstbewusstsein.

Menschen ohne Demenz sollten sich nicht dazu verleiten lassen, Demenz damit gleichzusetzen, den Sinn zu verlieren, unnütz zu sein oder nicht mehr gebraucht zu werden. Stattdessen gilt es zu entdecken, wie wichtig Emotionen sind und wie gut man sich jenseits des Intellektes begegnen kann.

Menschen mit Demenz bleiben individuelle, einmalige und wertvolle Persönlichkeiten, die zu respektieren sind, auch wenn sie sich von Konventionen sowie herkömmlichen Strukturen und Systemen verabschieden und absichtslose Grenzüberschreitungen vornehmen. Sie sind nicht mehr in der Lage, ihre Gefühle zu kontrollieren, da sie ihnen ausgeliefert sind.

Ohne Selbstreflexion ist es kaum möglich, Menschen mit Demenz ganzheitlich zu begleiten.

Menschen ohne Demenz sind bildhaft gesprochen in ihrer großen Mehrheit wie Bewohner auf dem Festland: sie hegen und pflegen die Umgebung, leben in Strukturen, Systemen und festgelegten Konventionen. Sie wissen, was richtig und was falsch ist. Menschen mit Demenz sind dagegen wie Insulaner: sie verlassen fast unbemerkt das ihnen vertraute und bekannte Festland, schleichen sich nahezu unbemerkt davon und lassen sich auf einer Insel nieder. Die Leute vom Festland bemühen sich, rufen, lamentieren, dass sie doch zurückkommen mögen. Sie geben Anweisungen, beurteilen und bewerten die Insel aus der Ferne. Sie sind überfordert in ihrer Hilflosigkeit, bewegen sich nicht und bleiben auf dem Festland sitzen. Wer sich jedoch beweglich zeigt und sich neugierig auf die Insel wagt, wird erstaunt sein, was entdeckt werden kann. Die Kompetenzen der Insulaner werden sichtbar. Sie haben andere Fähigkeiten, denn Menschen mit Demenz sind sinnlich, emotional, reagieren authentisch, handeln absichtslos und sind frei von allem Materiellen. Sie tragen keine Masken, kennen keinen zeitlichen Druck und leben im Augenblick. Bei diesen Menschen lerne ich Entschleunigung.

Was ist unter dem Blickrichtungswechsel zu verstehen, um den es hier geht? Als Eselsbrücke kann hierfür das Wort »GABY« eingesetzt oder vermittelt werden:

G   Gott als Unbeschreiblichen, als Urkraft und Kraftquelle wahrnehmen.
A   Achtsamkeit leben lernen, Annehmen, Akzeptanz von Ungewohntem
B   Berühren und Bewegung innerlich und äußerlich einüben
Y   Yin und Yang, Hell und Dunkel – beide Seiten wertschätzen.

Beobachtung – ein Impuls zum Nachdenken

Angehörige versuchen oft, so lässt sich immer wieder beobachten, ältere Menschen dazu zu bewegen, Kreuzworträtsel zu lösen und ihr Gedächtnis zu trainieren. Damit verbinden sie die Hoffnung, eine (angehende) Demenz aufhalten zu können. Doch leider sind solche Maßnahmen in aller Regel nur ein Zeitvertreib, die der Sache nicht dienen. Tatsächlich sind Menschen mit Demenz Weltmeister im Schummeln. In der ersten Phase einer beginnenden Demenz wollen sie sich und anderen ihre kognitiven Veränderungen zumeist nicht eingestehen.

Eine Tochter möchte das Gedächtnis ihrer Mutter trainieren und fragt diese am frühen Nachmittag: »Was gab es denn heute zum Mittagessen?«
Die Mutter antwortet prompt: »Du warst doch auch dabei!«

Raum zur Selbstreflexion

Es gibt nichts, was nicht Gott ist.
Denn er ist das Sein aller Dinge.
Huldrych Zwingli

2   Religiosität versus Spiritualität

Das Interview mit Chris von Rohr, das von der Reformierten Zeitung der Schweiz im Februar 2020 veröffentlicht wurde, stelle ich an den Anfang dieses Kapitels. Dieser Text, publiziert unter dem Titel »Auf Erden ist Gott für mich gelebte Liebe«, öffnet Türen, ermöglicht den Blick über den Tellerrand und zeigt die vielseitige Sichtweise der Spiritualität auf.

Interview mit Herrn von Rohr[1]

Wie haben Sies mit der Religion, Herr von Rohr?

Gott ist eine universelle Kraft, die alles natürlich regelt. Auf Erden ist Gott für mich gelebte Liebe, ich glaube nicht an einen personifizierten Gott. Viele Kirchen spielen mit der Ungewissheit, was nach dem Tode kommt, mit diesen Schuld-und-Sühne-Höllenbildern, aber es gibt nur die menschengemachte Hölle. [...], die Hölle für Tiefschläge. Rock'n'-Roll für Musik und Liebe, die mich gerettet haben. Musik ist Therapie. Ich kenne nichts Stärkeres, um Gefühle und Anliegen auszudrücken und Menschen zusammenzubringen. Ein gutes Konzert feiert das Leben auf freistem und höchstem Level.

---

1   Interview: Anouk Holthuizen; Auf Erden ist Gott für mich gelebte Liebe, reformiert. Nr. 3, Februar 2020, S. 12 (https://reformiert.info/admin/data/files/asset_file/file/681/200131_reformzh.pdf?lm=1583225465); Chris von Rohr (geb. 1951, Solothurn, CH) gründete die Hard-Rock-Band Krokus und war von 1991 bis 2002 Produzent und Songwriter der Hard-Rock-Band Gotthard.

Sie pfeifen auf die konventionellen Pfade und leben unbeirrt Ihre Leidenschaft für die Musik. Woher haben Sie diese Kraft?

Aus meinen Genen, meiner sozialen Herkunft und aus den Sternen. Meine Eltern waren grossartig, trotz allen Spannungen. Meine Mutter brachte mir bei, gross zu denken und Vollgas zu geben, ohne die wichtigen Details und eine gewisse Sorgfalt aus den Augen zu verlieren. Mein Vater konnte seine künstlerische Ader nicht ausleben, das übernahm ich für ihn.

Welche Werte vermittelten Sie Ihrer Tochter?

Zu Weihnachten dankte sie mir, ihr meine Lebenslust und meinen Mut vererbt zu haben. Wie wunderbar! Auf dem Sterbebett kümmert dich nicht, wie viele goldene Schallplatten an den Wänden hängen sondern, ob du als Vater gut genug warst.

Die Autorin Sabine Hübner (2016) schreibt:

»Der fundamentale Unterschied in den Religionen verläuft nicht vertikal zwischen den einzelnen Bekenntnissen, sondern horizontal zwischen der esoterischen und exoterischen Ebene dieser Religionen. Alle Religionen haben eine exoterische Seite, das heißt, sie haben Bekenntnisse, Heilige Schriften, Rituale und Zeremonien. Die meisten Gläubigen bewegen sich auf dieser Ebene. Aber alle Religionen kennen auch einen spirituellen Weg, der über die Konfession hinaus führt in die Erfahrung dessen, was die Lehren nur beschreiben können. Im Hinduismus ist es der Weg des Rāja-Yoga, Kriyā-Yoga oder Patañjali, im Buddhismus sind es Zen und Vipassanā, im Islam gibt es den Sufismus, im Judentum die Kabbala und im Christentum die Wege der Mystik. Die Erfahrung der Gottheit, Satori, Unio Mystica – dies ist nur jenseits aller kognitiven Vorstellungen zu erreichen. Dieser Endzustand ist das reine Sosein im Hier und Jetzt und nicht ein abgehobener oder zukünftiger Zustand. Es gibt eine ›Sophia perennis‹, eine ewige Weisheit, die heute erst von wenigen gelebt wird, die aber eines Tages als das wahre Ziel einer jeden Religion erkannt werden wird. Die Menschen der Zukunft werden ›Erwachte‹ sein.«

Die beiden Begriffe Religiosität und Spiritualität möchte ich praxisnah umschreiben, ohne dabei auf theoretisch wissenschaftliche Differenzierungen einzugehen.

Schon mit der Geburt werden wir in eine spezifische Kultur, Religion und Weltanschauung eingebettet und in der Kindheit durch selbige erzogen und geprägt. In meiner Kindheit haben wir vor den Mahlzeiten gebetet und abends vor dem Einschlafen gesungen, Gott im Gebet um Vergebung gebeten und uns seinen Schutz anvertraut. Das bleiben zeitlebens Prägungen, die tiefe Wurzeln haben. Der richtende, angstmachende Gott dominierte damals.

Es gibt keine allgemein anerkannte Definition von Religion. Religion ist ein Sammelbegriff für eine Vielzahl unterschiedlicher Weltanschauungen, deren Grundlage der jeweilige Glaube an bestimmte transzendente Kräfte darstellt. Religiosität entspringt dem persönlichen Streben nach Sinngebung. Ein religionsloses Volk, das hat die Wissenschaft festgestellt, gibt es nicht. Alle Kulturen haben neben ihrer profanen, weltlichen Seite einen sakralen, heiligen Bereich. Religion ist ein Wegweiser für mehr Erkenntnisse.

Eine Voraussetzung dafür, sich auf diesen Weg zu begeben, liegt darin zu lernen, über den eigenen Tellerrand zu blicken und sich von absoluten Meinungen und der Denkweise zu lösen, dass es nur ein richtig oder falsch gäbe. Stattdessen sind eigene Wurzeln zu vertiefen und eine Haltung einzunehmen, die gegenüber anderen Kulturen und Religionen offen, flexibel und neugierig ist, eine Haltung, die die Bereitschaft mitbringt, von diesen zu lernen.

Die meisten Religionen haben einen Religionsstifter, sie besitzen heilige Schriften, Rituale, Zeremonien, Festtage, wichtige Orte und Regeln für das Glaubensleben wie für den Alltag. Diese geben zum Beispiel vor, wie die Menschen essen, was sie anziehen oder wie sie mit ihrem Partner und ihrer Familie leben sollen.

Gotteshäuser sind entstanden. Nicht selten auch der Anspruch, die eigene Religion beziehungsweise Konfession wäre die allein Richtige. Die Lebensgewohnheiten anderer Religionen (und Konfessionen) sind uns oft fremd. Ja, sie sind unterschiedlich und doch sind sie, schauen wir genau hin, in vielem ähnlich. Viele Religionen kennen nur einen Schöpfergott. Andere verehren viele Gottheiten, glauben dabei aber dennoch an eine Urkraft.

Eine Denkweise des Absolut-Setzens verhindert ein wechselseitiges wertschätzendes Miteinander. Wie häufig sind es Unsicherheiten, die uns voneinander abgrenzen lassen. Im schlimmsten Fall endet das in Streit oder Krieg. Wer anderen Menschen Leid zufügt, hat die Botschaft der Religionen nicht verstanden. Dabei liegen Neid, Hass und Gewalt Religionen fern, sie alle möchten Liebe und Frieden stiften. Eine göttliche Schrift existiert nicht. Heilige Schriften sind von Menschen geschrieben. Die Urkraft, das Unbeschreibliche, Gott lässt sich nicht beweisen.

Ein Blickrichtungswechsel ist in unserer globalisierten Welt im Umgang der Religionen miteinander dringend notwendig: Wie Gesellschaften und Kulturen sollten sich Religionen als gleichwertig ansehen und achten.

Der Begriff der Spiritualität lässt sich nicht so leicht definieren. In Anlehnung an den Dalai-Lama lässt dessen Bedeutung so erklären: »Spiritualität« leitet sich vom lateinischen »spiritus« ab: Geist, Hauch, Atemluft; »spiro« (ich atme) bedeutet im weitesten Sinne »Geistigkeit«. Was atmet, lebt. Wer den Atem verloren hat, hat auch die Verbindung zum Leben nicht mehr. Spiritualität ist eine geistige Verbindung zum Transzendenten oder, mit anderen Begriffen, dem Jenseits oder der Unendlichkeit. Der Schwerpunkt der Religiosität liegt auf der Ordnung einer transzendenten Wirklichkeit.

Kein Weltfriede ohne Religionsfrieden. Aufgrund dieser Aussage und Haltung entzog der Vatikan dem Schweizer Theologen Hans Küng die Lehrerlaubnis. Ein Blick in Geschichte und Gegenwart macht offenkundig, wie Hierarchie und Dualität in Religionen dominieren. Stattdessen, so wäre zu wünschen und zu fordern, sollte ein Miteinander, ein wertfreies Leben im wechselseitigen Nehmen und Geben, den Umgang der Religionen prägen, eine gegenseitige Akzeptanz und Toleranz.

»Frieden auf Erden« ist die christliche Weihnachtsbotschaft, »Schalom« der Gruß aller Juden weltweit und »Salam aleikum!« (»Friede sei mit Euch!«) der Gruß in der arabischen Welt. »Die Liebe und das Mitgefühl sind die Grundlagen für den Weltfrieden – auf allen Ebenen.«, sagt der Dalai-Lama.

Schauen wir in die Welt, sind viele versucht zu sagen: Kaum zu glauben, dass die Weltreligionen so sehr für Frieden auf Erden sind. Es herrscht so viel Unfriede in der Welt! Weshalb sind auch die religiösen Menschen im unfriedlichen Einsatz mit dabei?

Es wird viel über Frieden, Gerechtigkeit und Nächstenliebe geschrieben, gesprochen und diskutiert. Deren alltägliche Umsetzung wird jedoch weniger eingeübt. Die übliche Verdrängung und Entschuldigung sind uns geläufig: »Wir sind doch alles nur Menschen und machen Fehler« oder »Wir können eh nichts machen«. Vorgelebte Authentizität ohne Werten und Wegducken sind heute notwendiger denn je.

Bei der spirituellen Begleitung von Menschen mit Demenz geht es darum, den Menschen in seinem Anderssein zu begleiten, Erfahrungen der Gemeinschaft zu ermöglichen, ihm ein verlässliches Umfeld zu schaffen, mit ihm vertraute, religiöse Rituale zu gestalten, ihm auf diese Weise Sinn, Geborgenheit und Halt zu geben und vor allem, sein Selbstbewusstsein zu stärken.

Demenz ist eine schwere Krankheit. Sie ist zugleich, vor allem in den späteren Krankheitsphasen, eine andere Art des Seins. Gerade in diesen späteren Krankheitsphasen dominieren Emotionen; zugleich geht die Verhaltenskontrolle erkennbar zurück. Demenzkranke wollen nicht verletzen und sich nicht verletzen lassen. Im Falle von Grenzüberschreitungen dürfen und sollten wir uns abgrenzen: Sachlich und klar haben wir unsere eigenen Gefühle und persönliche Bedürfnisse mitzuteilen. Menschen mit Demenz leben im Hier und Jetzt und stehen zu ihren Gefühlen. Sie geben dem Gegenüber die Möglichkeit, genauso ehrlich und echt zu sein. Im Zusammenleben mit ihnen bekommen wir immer wieder die Gelegenheit, das eigene Leben zu reflektieren.

Beziehung ist der Schlüssel, um die Identität von Menschen mit Demenz aufrechterhalten zu können. Sie sind frei von religiösen und konfessionellen Strukturen. Entscheidend für sie ist, in welcher Haltung das Gegenüber ihnen begegnet.

Unausgesprochene Fragen von Menschen mit Demenz sind:

- Werde ich ernst genommen?
- Werde ich in meinem Sosein angenommen?
- Werden meine Wünsche und Bedürfnisse gesehen und erfüllt?

Menschen mit Demenz sind wie Seismographen. Sie können Atmosphären erspüren und haben Kompetenzen, die uns mehr oder weniger fremd sind.

Spiritualität berührt eine existenzielle Dimension, transzendentale Grundbedürfnisse, die alle Menschen (mehr oder weniger stark bewusst oder unbewusst) beschäftigt, egal in welcher Kultur und in welcher Region sie aufgewachsen sind und leben.

Auch diese Fragen stehen im Raum:

- Wer bin ich?
- Was will ich?
- Wo ist meine Heimat?
- Wie gehe ich mit Endlichkeit um?
- Wieso gibt es Leid?

Die Diagnose Demenz erschüttert nicht nur den Betroffenen, sondern auch die Menschen in seinem Umfeld, insbesondere seine nächsten Angehörigen. Die Frage nach dem Sinn solch eines Lebens stellt sich vermehrt, Verzweiflung und Angst vor dem, was kommen wird, brechen auf und können nicht mehr verdrängt werden. Das soziale Beziehungsnetz verändert sich oft dramatisch. Betroffene und Angehörige fürchten sich vor der Zukunft. Die Frage nach dem Tod stellt sich mit aller Wucht. Menschen mit Demenz und alle, die sie begleiten, werden vielleicht mehr als andere mit diesen Grundfragen unserer Existenz konfrontiert und erhalten die Chance, Antworten zu suchen und zu finden.

Eine Antwort könnte in dem Gedanken »Aufgehoben sein im Ganzen« liegen.

Nachdenken über Spiritualität von Regula Schwaller[2]

Spiritualität lässt sich nicht fassen, nicht einmal im Wort und Begriff. Für jeden bedeutet sie etwas anderes. So wie die Welt eines Menschen, die ihn oder mit der er sich umgibt. Wohl ist das Wort in vieler Munde, doch schon trennen sich darüber Ansichten, Gedanken und Bilder. Solange wir darüber nachsinnen, ist Spiritualität schon mitten unter uns. Ein Hauch, der dich berührend streift und als ahnende Erinnerung bleibt, nicht zu fassen, ein Gedanke nur, dass da etwas nahe war, das du

---

2 Die Autorin dankt Frau Schwaller für die Genehmigung, ihren Text an dieser Stelle abdrucken zu dürfen.

nicht festhalten und dir näher anschauen konntest, weil der Moment nur einen Wimpernschlag lang gedauert hat, dennoch, der Eindruck bleibt und lässt hoffen...

Das Eine wünsche ich für uns alle, egal in welchem Alter oder wo gerade wir uns auf der großen Landstraße Leben befinden: Lassen wir uns niemals das Leichteste aus unserem Reisegepäck nehmen! Was das ist? Das Staunen. Die Wertschätzung. Lachen und Lebensfreude. Die Offenheit unserer Sinne, welche uns ermöglichen, all die versteckten Schönheiten auf unserem Weg wahrzunehmen, uns daran zu freuen und dankbar zu sein, sie entdeckt zu haben. Wer oder was hält all das zusammen? Liebe, Spiritualität, sie sind grenzenlos in Zeit und Raum. Du kannst Spiritualität nicht berühren – sie berührt dich. Du kannst ihr nicht nachlaufen, höchstens entgegengehen. Geh langsam, lass dich finden.

Spiritualität ist für mich nichts Festes, sondern wandelbar wie meine persönliche Entwicklung.

Beobachtung – ein Impuls zum Nachdenken

Ich werde zu einer Benefizveranstaltung eingeladen und erhalte einen exklusiven Platz in der ersten Reihe. Nach dem Apero suche ich diesen und wende mich dabei verunsichert an ein in der gleichen Reihe sitzendes Ehepaar, nicht ohne dieses zu fragen, aus welchen Gründen sind sie hierhergekommen seien. (So wurde mir im Vorfeld der Veranstaltung gesagt, dass ich hier viel Prominenz treffen würde und damit die Möglichkeit hätte, neue Kontakte herzustellen.) Auf meine Frage reagiert der sehr elegant gekleidete Herr mit klaren Worten:»Ich bin dement.« Mir stockt der Atem. Ich sehe in seine lebendigen Augen und sage spontan:»Herzlichen Glückwunsch, dass Sie die Behinderung annehmen und dazu stehen!« Das Eis zwischen uns war gebrochen. Im Laufe des weiteren Abends entwickelte sich ein bereicherndes Miteinander.

Raum zur Selbstreflexion

Die Kunst ist eine Vermittlerin des Unaussprechlichen.
Johann Wolfgang von Goethe

3 Praxisnahe, erlebte Spiritualität

Im Mittelpunkt dieses Kapitels steht eine erlebte Spiritualität, die sich nicht in Worten, sondern in einer authentischen Haltung widerspiegelt. Das soll ermutigen, um Alltagswunder immer wieder selbst neu zu entdecken und zu erleben.

3.1 Einfühlsam und liebevoll begleiten, bis zum Lebensende

Beim Lesen der unten abgedruckten E-Mail von Frau M. spürte ich, dass deren Inhalte mein Anliegen bereichern, denn das dort Beschriebene kommt von Herzen und geht zu Herzen. Das Erlebte ist so einfühlsam, so achtsam dargestellt und wird durch Fantasie und Kreativität so bereichert, dass es zum Vorbild für Begleitende wird. Ich bewundere, wie offen und authentisch die Verfasserin der Mail das Miteinander schildert und wie achtsam sie ihren Ehemann in seiner Demenz begleitete. Sie ist bereit gewesen, sich zu verändern, um sich auf eine andere Ebne zu begeben. Das unfassbare Schwere wurde dadurch leichter.

Frau M.s Urvertrauen ist alltagstauglich und lässt das Unfassbare erahnen, das Kraftquelle ist und auch in herausfordernden Zeiten bleibt, sofern das Geschenkte erkannt und angenommen wird. Mein Anliegen, der Blickrichtungswechsel, kann nicht besser vermittelt werden.

Vor längerer Zeit hatte Frau M. nach dem Lesen meines ersten Buches Kontakt mit mir aufgenommen. Dieser Mailkontakt ist durch einen spontanen Ostergruß erneuert worden. Ich bedanke mich bei der Schreiberin für ihre Bereitschaft, dass ich diese so persönlich verfasste Mail vom April 2020 in dem hier vorliegenden Buch einfließen lassen darf. Die Mail ist leicht gekürzt, um dem Wunsch der Verfasserin Rechnung zu tragen, ihre Anonymität zu wahren. Das Lesen ihrer E-Mail hat mich so sehr berührt, dass ich Frau M. umgehend um ihr Einverständnis angefragt habe, ihren Text mit anderen Menschen teilen zu dürfen: Ich spürte auf Anhieb, dass Frau M.s authentisches Vorgehen und ihre einfühlsame Haltung viele Leser ermutigen werden und gleichzeitig deren Fantasie und Kreativität fördern können. Danke!

Liebe Frau Schröder,

es ist lange her, dass ich Ihnen geschrieben habe. Danke für Ihren Gruß zu Ostern.

Mein Mann ist kürzlich gestorben, in der Karwoche haben wir ihn beerdigt, alles unter der Erschwernis der Corona-Pandemie. In einem mit uns befreundeten Kloster wurde eine Messe für meinen Mann gelesen – ohne meine Anwesenheit. Die Ämter sind alle geschlossen, dafür flutet eine Unmenge Papier, das ausgefüllt werden muss, in unser Haus.

Die fünf Jahre seiner Krankheit waren geprägt vom Auf und Ab, was manchmal schwer zu ertragen war. Es dauerte drei Jahre, bis die Ärzte endlich die Diagnose gestellt hatten. Dank Ihrer Bücher habe ich viel gelernt, auch gelernt, die »Insel« zu betreten und mit den Demenzkranken zu kommunizieren.

Seit 2018 lebte mein Mann in einer Einrichtung. Ich war den Anforderungen der Pflege nicht mehr gewachsen, war am Ende meiner Kraft, als mein Sohn die Reißleine zog, nicht zusehen wollte, dass seine Mutter noch vor dem Vater stürbe. Es war eine der schwärzesten Stunden meines Lebens, als wir meinen Mann ins Heim brachten. Aber es geschah ein Wunder; er fühlte sich dort vom ersten Moment an wohl, erkannte in den Bewohnern offenbar geeignete Ansprechpartner. Da habe ich gelernt, dass er Menschen um sich braucht, hatte er doch sein ganzes Berufsleben mit vielen Menschen zu tun.

Nach einiger Zeit hatte ich auch die anderen Bewohner kennengelernt, wusste, wie ich mit ihnen und ihren je eigenen Ausprägungen der

Krankheit umgehen musste, um sie auf ihrer »Insel« zu erreichen. Die Kranken strahlten mich an, wenn sie mich sahen und ich habe erkannt, dass auch demente Menschen durchaus in der Lage sind zu lernen. Ich habe mit Ihnen Ball gespielt, vor allem Luftballons sollten auf keiner Station fehlen, deren erratische Würfe zaubern Lachen auf die Gesichter der Mitspieler. Ich habe ihnen, wenn nötig, auch beim Essen geholfen und so immer mehr ihre Gedanken erraten können.

Es hat mir stets sehr wehgetan, wenn ich sah, wie der Besuch vieler Familien bei den Kranken ablief. Die erwachsenen Angehörigen unterhielten sich miteinander als wäre die Person nicht anwesend. Die Enkelkinder spielten mit mitgebrachtem Spielzeug auf dem Boden oder am nächsten Tisch. Die Vorbereitungen zum Mittagessen waren der Grund, den Besuch zu beenden, statt mit den Kranken am gesonderten Tisch Platz zu nehmen und ihnen beim Essen zu helfen. Das überließ man den Schwestern, für die es doch sonntags eine Entlastung gewesen wäre.

Wenn man sich die Mühe macht, den Gedanken dementer Menschen zu folgen, ist Unterhaltung leicht. Ein Beispiel: Eines Tages sagte mein Mann:»Morgen müssen wir aber einkaufen gehen«. Da saß er längst im Pflegerollstuhl, wusste nicht mehr, welchen Zweck seine Beine hatten. Ich habe mein Smartphone aus der Tasche geholt und ihn gebeten, mir zu nennen, was wir einkaufen müssen.»Eine Kette ... in einem Kästchen« – war seine Antwort. Den Wunsch habe ich ins Handy getippt und dabei krampfhaft überlegt, was er wohl meinen könne. Nachdem wir besprochen hatten, wo wir das kaufen könnten, kam mir die Erleuchtung. Goethe, Faust – Gretchen findet das Kästchen in ihrem Schrank und bewundert die Kette. Daran konnte ich mit der Unterhaltung anknüpfen – und so gab es eine vergnügliche Zeit.Mit seinem Tischnachbarn redete er in Englisch, manchmal auch in Französisch und das war – obwohl bei beiden die Krankheit weit fortgeschritten war – grammatikalisch fast alles richtig. Wenn ein Wort nicht parat war, wurde es erfunden – und das Gegenüber verstand es, für mich immer wieder ein Wunder.

Ein anderes Beispiel: Mein Mann sagte ganz unvermittelt zu mir: Morgen muss ich einen Vortrag halten. Wo er ihn halten musste, wurde mir nicht klar, aber das Thema war präzise formuliert. Ich habe also wieder das Smartphone gezückt und das Thema aufgeschrieben. Ihn nach dem Inhalt des Vortrags befragt und alles notiert. Nach einer längeren Zeit sagte er dann: Wenn Du schon alles weißt, was ich sagen will, könntest Du den Vortrag eigentlich auch halten. Ich war selbstverständlich einverstanden.

Am Anfang seiner Erkrankung habe ich versucht, die Dinge richtigzustellen, die er äußerte. Das war nicht zielführend und brachte nur Ärger. Wichtigste Erkenntnis: dementen Menschen niemals widersprechen! Sehr schwierig wird es allerdings, wenn noch mobile Kranke zum wiederholten Male auf den Notknopf am Arm drücken, weil sie gelernt haben, dass dann jemand mit ihnen spricht oder zu ihnen kommt; schlimmer noch, wenn sie die Polizei anrufen, sie auffordern zu kommen, weil sie im »Hotel« (gemeint ist das eigene zu Hause) festgehalten werden, oder gleich das Taxi anrufen und ein verärgerter Taxifahrer vor der Tür steht und den Fahrgast abholen will.

Schwierig war auch, wenn der Verlauf der Krankheit in Zeiten führte, die traumatisch waren. So in die 1970er- und 1980er-Jahre, in denen Deutschland von der RAF terrorisiert wurde und wir persönlich regelmäßig Morddrohungen erhielten, unter Polizeischutz standen. Die Firma bekam regelmäßig Bombendrohungen, und mein Mann hatte zu entscheiden, was zu tun war. Unter diesen Umständen zu leben war mörderisch. Damals sah es so aus, als wäre mein Mann souverän mit der Situation umgegangen, in seiner Demenz sah er plötzlich Mörder überall, jeder Schatten war gefährlich, Gerichtsverfahren und Hinrichtungen drohten ihm.

Ärzte, die seine Geschichte nicht kannten, hielten ihn für geisteskrank und wollten mit Medikamenten dagegen angehen. Das konnte ich zum Glück verhindern. Wenn ich bei ihm war und ihm sagte, dass ich die Menschen kennen würde, die ihn ängstigten oder dass es nur ein Schatten war, entspannte er sich. Dann war alles gut. Aber ich war nicht immer da.

Nun hat meine Karwoche zwei Karfreitage. Auch wenn in Zukunft das Beerdigungsdatum nicht immer in die Karwoche fällt – es wird immer mit der Karwoche verbunden sein.

Die Beerdigung: Der Pfarrer, drei Angehörige und der Bestatter. Keine Trauerfeier, stattdessen eine Predigt zu unserem Trauspruch am

Grab, Eph. 4,1. Kein Imbiss im Anschluss, alle Gaststätten geschlossen. Das alles ist Corona geschuldet. Erstaunlich, ich habe mich mit der kleinen Zeremonie gut gefühlt in dem Bewusstsein, dass es mein Mann um keinen Preis gewollt hätte, dass Menschen wegen seiner Trauerfeier erkrankt und vielleicht sogar gestorben wären.

Zu Beginn der Zeremonie läuteten die Kirchenglocken der benachbarten Kirche mit vollem Geläut. Es waren kostbare 15 Minuten, in denen die Welt still zu stehen schien. Eine Zeit, innere Ruhe zu finden und Frieden mit den Verhältnissen zu schließen, auf die wir doch keinen Einfluss haben. Wir haben die Auferstehung Christi gefeiert. Wenn auch übers Fernsehen aus leeren Kirchen. Die Botschaft bleibt die gleiche: »Christus ist auferstanden!«

Ich grüße Sie herzlich

Ihre P.M.

3.2 Kunst, Kultur, Spiritualität

Auch in der Kunst spielt die Spiritualität eine wichtige Rolle. Die Bildende Kunst, besonders Lyrik und Musik, verhilft Menschen mit Demenz zu einem direkten Zugang zu ihrer eigenen Spiritualität.

Kunst und Kultur sind für uns Menschen Lebensmittel, Mittel zum Leben, auch wenn, wie im Falle einer beginnenden Demenz, eine kognitive Veränderung stattgefunden hat.

Kunst will den Betrachter an mystische, spirituelle Erfahrungen heranführen. Die Verstandesebene dominiert nicht mehr. Alles Lernen, Lesen, Besuchen von Kursen, Auszeiten, Fortbildung etc. können sinnvoll sein, dennoch bleibt die spirituelle, mystische Erfahrung ein Geheimnis. Den innersten Kern des Unbeschreiblichen, diesen Funken wahrzunehmen, den jeder in sich trägt, ist ein Geschenk, das mit offenem Herzen und leeren Händen zu empfangen ist.

Ohne eine eigene direkte Erfahrung mit dem Unbeschreiblichen wird alles immer auf der Beschreibung eines Ereignisses oder einer Erkenntnis basieren, die eine andere Person hatte. Sich selbst zu finden ist ein lebenslanger Prozess und befreit. Im richtigen Moment wird das Richtige zur Verfügung stehen. Die Belastungen der Vergangenheit und die Zukunftsängste verblassen. Das Leben im Augenblick bekommt Raum und schenkt Lebensqualität.

In den folgenden Abschnitten beschreibe ich praxisnahe Erfahrungen, um die große Vielfalt gelebter Spiritualität sichtbar zu machen. Menschen mit Demenz erhalten an späterer Stelle einen besonderen Raum (▶ Kap. 3.4 u. ▶ Kap. 3.5).

3.3 Erlebte Spiritualität während der Corona-Zeit

Die Covid-19-Pandemie verbreitet sich nicht nur als Virus, sondern auch im Verbalen, im Hören und Sehen. In allen Medien erhält das unsichtbare Virus seit Frühjahr 2020 so viel Raum wie sonst nichts und niemand auf der Welt. Das Virus verunsichert, ängstigt die Gesellschaft, lähmt die Wirtschaft und löst Existenzkrisen aus. Soziale, kulturelle und wirtschaftliche Einschränkungen, von Regierungen verordnet, sind die Folgen, die für viele Menschen nur schwer zu ertragen sind.

Das Virus hält uns alle in Atem. Bakterien, die uns vertrauter sind, sind Einzeller, Lebewesen, die sich selbst durch Zellteilung reproduzieren können und auch einen eigenen Stoffwechsel haben. Viren bestehen hingegen nur aus einer Eiweißhülle und einem Kern mit Erbgut und benötigen eine Wirtszelle, um sich zu reproduzieren.

Trotz all der belastenden Situation der Corona Pandemie mit den vielfältigen Sorgen, Existenzängsten, Unsicherheiten und Schreckensbotschaften, gibt es auch Entwicklungen und Beiträge in der Gesellschaft, die mich zum dankbaren Staunen bringen. Ich fange nicht an, sie aufzählen, sondern beschreibe eine in meiner Umgebung gemachten Erfahrung, die mich so sehr berührte, dass Tränen kullerten. Das Erlebte will ich weitergeben, um die Vielseitigkeit von Spiritualität sichtbar zu machen.

Spontan hat Helke Döls, Pfarrerin des Diakoniewerks Neumünster, im April 2020 über das interne Fernsehen ein Angebot mit dem Titel »Besuch für Sie« lanciert, um die schwierige Situation der Isolation zu mildern, unter der die Bewohnerinnen und Bewohner während der Corona-Pandemie in den Häusern des betreuten Wohnens, der Pflegeeinrichtungen und des Spitals konfrontiert sind.

Franzisca Pilgram-Frühauf, Mitarbeiterin des Diakoniewerks, stellte sich persönlich für die Aktion zur Verfügung und gestaltete einen solchen Besuch, an dem ich selber teilhaben konnte: Dabei las sie aus ihrem Buch »verdichtet. Poetische Annäherungen an Spiritualität« vor. Begleitet wurde sie von ihrer 12-jährigen Tochter, die die Lesung auf dem Klavier musikalisch umrahmte. Das junge Mädchen spielte mit solch einer Hingabe, mit Leib und Seele, dass es zu Herzen ging und mein Innerstes berührt hat.

Das Gedicht »Der frühste Vogel« von Alfred Mombert[3], dem Sohn eines jüdischen Arztes, ist Zentrum dieses Besuches geworden. Alfred Mombert (1872–1942) promovierte als Jurist, arbeitete später als freier Schriftsteller und wurde während des II. Weltkriegs zusammen mit seiner Schwester von den Nationalsozialisten in ein Internierungslager in Südfrankreich verschleppt.

Der frühste Vogel
Du frühster Vogel draußen in der Dunkelheit,
Ton über Urgebirgen
im Nebelmeer,
zeitloser Schlaf-Sänger,
Einem singst du: Mir,
dem Ewig-Schlummerlosen.
Klang einer hellen Flöte, die ich am Ende der Tage
aus der alten Weide schneiden werde
am Wasserfall der Felswand,
da die Sonne rot heruntersinkt,
und es donnert,
und mein Gesang anhebt –
Eben drangst du durch die Vorhänge ins Zimmer –
dein Flügelrauschen um mein Haupt –

---

3 Abgedruckt findet sich das Gedicht im Original in: Alfred Mombert: Dichtungen. Gesamtausgabe, Bd. 1, hrsg. von Elisabeth Herberg, München: Kösel 1963, S. 304.

du Schatten – du Schatten –
eben – hielt ich dich ...

Der Vogel singt aus der Dunkelheit heraus. Das Düstere, das Dunkle ist auszuhalten, bis das neue Licht erscheint. Das Ich entdeckt sich selbst und kommt zum Du. Diese Lyrik führt zum Dialog. Vorerst entdeckt das Ich sich selbst und berührt das Du. So kommt es zu einer Begegnung, die zum Schweigen zurückführt. Die zweite Strophe weist auf die Aktivität des Menschen und seine schöpferische Haltung.

Es ist ein zu großes Unterfangen, weitere Worte zu suchen. Spiritualität gehört zum Unfassbaren, ist zu spüren und kann allein auf Verstandesebene nicht adäquat weitergegeben werden. Der emotionale Kontext, Offenheit, Aufnahmebereitschaft, einfach vertrauensvolles Dasein sind gefragt.

Ein weiteres Fundstück aus dem Buch »verdichtet. Poetische Annäherungen an Spiritualität« von Franzisca Pilgram-Frühauf möchte ich weitergeben. Es stammt aus dem Werk des Geigenbauers Martin Schleske: »Der Klang. Vom unerhörten Sinn des Lebens«. Er schreibt (2010, S. 137):

> »Wahre Spiritualität ist nicht die Erweiterung unseres Bewusstseins, sondern die Ausrichtung unseres Bewusstseins auf eine Berufung. Es ist die Berufung, um der Bedürfnisse meines Nächsten willen ein Liebender zu sein. Durch nichts kann die Gnade Gottes stärker in uns werden als dadurch, dass wir leben, wozu wir berufen sind. Wenn wir aber unsere Berufung nicht in uns beleben, wird unser Herz ermatten – und mit ihm der Glaube.
>
> Darum bedeutet Glaube nicht nur, dass ich darauf vertraue, dass Gott gut ist, sondern ebenso, dass ich entdecke: Gott traut mir etwas Gutes zu! Wir sollten den Aufgaben unseres Lebens zur Gabe werden. Darum ist es wichtig, dass wir nur fragen: Worauf vertraue ich? Ebenso sollten wir uns fragen: Was wird meinem Leben zugetraut?«

Diese drei vertrauten Bibelstellen, ausgesucht von Franzisca Pilgram-Frühauf, bilden die Grundlage für die Auslegung des Textes von Martin Schleske:

- Ps. 31,9: »...du stellst meine Füße auf weiten Raum.«
- 2. Tim 1,7: »Denn Gott hat uns nicht gegeben den Geist der Furcht, sondern der Kraft, der Liebe und der Besonnenheit.«
- Jes. 43,1: »Und nun spricht der HERR, der dich geschaffen hat [...]: Fürchte dich nicht, denn ich habe dich erlöst; ich habe dich bei deinem Namen gerufen; du bist mein!«

Wie bereichernd ist es, nicht nur Verse zu zitieren, sondern sie mit Leben zu füllen, das zu Haltung und Handlung führt.

Zur Abrundung der Lesung ihrer Mutter spielte die Tochter von Franzisca Pilgram-Frühauf das Lied »Aufbruch in den neuen Tag«. Wie sehr mich ihr Klavierspiel und der Liedtext beeindruckten, ermutigten und stärkten. Trotz aller momentanen großen Herausforderungen leuchtete eine starke, tragende Hoffnung auf, die mich staunend und dankbar macht.

Aufbruch in den neuen Tag[4]
Morgenlicht leuchtet, rein wie am Anfang.
Frühlied der Amsel, Schöpferlob klingt.
Dank für die Lieder, Dank für den Morgen,
Dank für das Wort, dem beides entspringt.
Sanft fallen Tropfen, sonnendurchleuchtet.
So lag auf erstem Gras erster Tau.
Dank für die Spuren Gottes im Garten,
grünende Frische, vollkommenes Blau.
Mein ist die Sonne, mein ist der Morgen,
Glanz, der zu mir aus Eden aufbricht!
Dank überschwenglich, Dank Gott am Morgen!
Wiedererschaffen grüßt uns sein Licht.
Morgenlicht leuchtet, rein wie am Anfang.
Frühlied der Amsel, Schöpferlob klingt.
Dank für die Lieder, Dank für den Morgen,
Dank für das Wort, dem beides entspringt.

Ich möchte mit Ihnen einige Gedanken zu diesem Text teilen: Das Lied vom Schöpfungsmorgen ist, nicht zuletzt dank der Vertonung in seiner englischen Originalfassung durch den Künstler Cat Stevens im Jahre 1971 weltbekannt, wurde ins Deutsche übersetzt und fand Eingang ins Evangelische Gesangbuch. Das Lied beschreibt keine Idylle, sondern verweist auf das Wunder der Schöpfung. Cat Stevens war seinerzeit an Tuberkulose erkrankt und hat in dieser Lebensphase das Wesentliche, das kleine oft Unscheinbare in seinem Leben neu entdeckt. Die Sinne werden in diesem Lied angesprochen, das Flöten der Amsel, die Tautropfen im

---

4 Quelle: Jürgen Henkys, 1987; Evangelisch-reformiertes Gesangbuch Nr. 533

Gras, die wie Perlen glitzern, das satte Blau des Himmels und das kraftvolle Grün der Natur.

Das Schönste und Kostbarste im Leben ist geschenkt und nicht mit Geld zu bezahlen. Bin ich bereit, mich beschenken zu lassen? Auch von unserem Schöpfer?

Auch ich kenne das Gefühl, dass das Leben, die Natur einem neu geschenkt wird, dass nach schwierigsten Situationen die Lebensenergie, der Elan zurückkehrt, wenn Türen sich öffnen und neue Sichtweisen entstehen. Das ist ein Wunder, das mich zum Staunen und Danken bringt.

Raum zur Selbstreflexion

Wer denkt, der dankt und tankt Energie und erhält neuen Lebensmut.

3.4 Menschen mit Demenz gemäß ihren Bedürfnissen begleiten

Menschen mit Demenz möchte ich hier einen besonderen Raum geben, damit zu ihnen Brücken gebaut werden, die in ihrer Begleitung gründen. Glücklicherweise wächst die Erkenntnis, dass Bildende Kunst einen hervorragenden Rahmen dafür bieten kann, Menschen mit Demenz am gesellschaftlichen Leben Teilhabe zu ermöglichen.

Dabei sind spezifische kulturelle Wünsche und Bedürfnisse von Menschen mit Demenz zu beachten und, soweit möglich, zu erfüllen. Es kann, jedoch muss sich nicht um »hochstehende« Lyrik drehen, die nicht jedermanns Sache ist. Gedichte, Balladen, Reime, Sprichwörter und Redewendungen, die in Kindheit und Jugend gelernt wurden, sind beliebt, weil sie fest im Langzeitgedächtnis verankert sind und wie von alleine abgerufen werden können. Oft sind sie Ausgangspunkt von Erinnerungen aus der Schulzeit, die im weiteren Austausch fruchtbar gemacht werden können. Auch wenn es nötig sein sollte, Menschen mit Demenz hierbei zu unterstützen, werden sie dadurch nicht abgewertet. Sie bleiben individuelle und wertvolle Persönlichkeiten. Es liegt an der einfühlsamen und kreativen Haltung der Begleitenden, herauszufinden, was dem einzelnen Menschen bekömmlich ist, was ihm Spaß macht und was seine Lebensqualität fördert.

Singen ist der Königsweg, um Menschen mit Demenz zu erreichen. Selbst Menschen, die kaum sprechen können, nehmen aktiv teil, wenn vertraute Lieder angestimmt werden. Auch hier geht es nicht um Perfektion, sondern um das Singen als solches, das für jeden Einzelnen und die Gemeinschaft so viel Positives auszulösen vermag. Misstöne werden akzeptiert und fröhlich wird weitergesungen. Unperfekt ist perfekter als Perfekt!

Belebend wird das Singen, wenn dabei gelacht wird und Bewegung mit einfließt. Musik und Tanz sind besonders beliebt. Lieder, die mit gestaltet werden wie z. B.»Mein Hut, der hat drei Ecken« oder das Singspiel»Ein kleiner Matrose umsegelte die Welt« bereiten Menschen mit Demenz besonderen Spaß.

Beim Lied der»Waschfrauen« wählen die Sängerinnen und Sänger selbst die Tätigkeit, das heißt die Verben aus, die sie in dessen zweiten Teil einsetzen. Ihre Fantasie wird dadurch angeregt und ihr Gedächtnis gefordert und wie bei einem Gedächtnistraining gefördert.

Zeigt her eure Füße, zeigt her eure Schuh,
Und sehet den fleißigen Waschfrauen zu.
Sie waschen, sie waschen, sie waschen den ganzen Tag.
Sie waschen, sie waschen, sie waschen den ganzen Tag.

Wer mitsingt, dessen Selbstbewusstsein wächst. Auch Männer können bei diesem Lied mit einbezogen werden, was ihren Stellenwert stärkt. Der Fantasie der Teilnehmenden sind fast keine Grenzen gesetzt, was lässt nicht alles anstelle des»Waschen« einsetzen: Spülen, Klopfen, Wringen, Hobeln, Hämmern, Weinen, Putzen, Sägen, Lachen, Kochen, Schimpfen, Schrauben, Schlafen, Schwatzen, Jammern, Stampfen, Tanzen, Trinken und vieles mehr.

3.5 Menschen mit Demenz auf Entdeckungsreise im Museum

Vorstellen möchte ich ein Projekt des Zentrums für Gerontologie der Universität Zürich, das sich an kulturinteressierte Menschen mit Demenz richtet und ihnen die Möglichkeit eröffnet, in Museen auf Entdeckungsreise zu gehen. Gedächtnisschwierigkeiten, Fremdsprachen und Wortfindungsstörungen sind kein Hindernis, dieses Angebot zu nutzen. Ich hatte die einmalige Chance, selbst daran teilzunehmen. Diese Erfahrung hat mich tief beeindruckt. Den Versammlungsort bildete dabei ein Atelier des Kunsthauses in Zürich. Frühzeitig haben die freiwilligen Helfer die Arbeitstische zusammengerückt und mit Papiertischtücher belegt. Mit grünen Ranken und bunten Blumen sind die Tische verziert, eine willkommen heißende Atmosphäre entsteht. Menschen mit Demenz sind mit begleitenden Personen eingetroffen. Ein fröhliches Wiedersehen stärkt das Miteinander auf dem geplanten, gemeinsamen Weg. Ausgerüstet mit Sitzgelegenheiten wird ein ausgesuchtes Kunstwerk begrüßt. Die Projektverantwortlichen haben dafür das Bild von Wilhelm Leibl (1844–1900) aus dem Jahre 1877 mit dem Titel »Die Dorfpolitiker« gewählt.

Menschen mit kognitiven Einschränkungen setzen sich in die erste Reihe, alle anderen wählen die hinteren Plätze. Unter einfühlsamer, motivierender Begleitung werden die Gäste begrüßt. Es wird darauf hingewiesen, dass alles Gesagte richtig und wertvoll ist. Die Teilnehmenden werden ermutigt, über das gezeigte Kunstwerk zu sprechen. Sie entwickeln unter fachkundiger Anleitung mit viel Freude eine gemeinsame Geschichte zu dem ausgewählten Bild. Alles Gesagte wird wortwörtlich aufgeschrieben und zu einer Geschichte verdichtet. Die Teilnehmer suchen zum Abschluss gemeinsam einen Titel aus. Nach einem längeren Prozess sind sich alle einig und nennen die Geschichte »Das versteckte Geheimnis«. Der gedruckte Text wird allen Teilnehmenden später zugestellt, was aus meiner Sicht eine besondere Wertschätzung ist. Hier die gemeinsam gestaltete Geschichte, die für die Beteiligten das Selbstwert stärkte.

Das versteckte Geheimnis

Die Männer, die noch aussehen, wie ich es nicht mehr gesehen habe:
Die Art, wie sie dasitzen, die Hüte – ist das in der Schweiz?
Sie studieren die Zeitung, erzählen einander die neuesten Nachrichten.
They have a lot of things to talk about.
They want to be something else, don't want to let in anybody else.
Das ist eine Runde, wo die Herren da sind und die haben es gut.

Warum haben sie Finken an? Sind sie bei jemanden Zuhause?
Hinten hat es einen Kamin. Das ist ein altes Haus.
Durchs Fenster kommt ein bisschen Licht herein.
Wahrscheinlich ist es kalt: Alle haben Kopfbedeckung und Jacke an und
wenn man aus dem Fenster schaut, sieht es aus wie eine Schneedecke.

Warum ist das weiße Tuch da?
Ist das ein Leintuch oder eine Schürze? Es ist ein Immer-Weiß-Tuch.
Das Weiß ist einfach wahnsinnig, weißer geht es gar nicht mehr.
Das ist galaxienmäßig, das gab es in dieser Zeit gar nicht – muss ein
Riesending gewesen sein.

Es dominiert das Bild. Das ist maltechnisch so gemacht, sonst wäre es
langweilig.

Vielleicht kommt der vom Essen und hat vergessen, das abzuziehen.
Das würde ich in die Wäsche tun. Hat das mit seinem Beruf zu tun?
Von Beruf ist er Bauer oder Metzger.
Er hat Pelzschuhe an – oben umgeschlagen.
Der andere Mann mit dem Stock könnte auf Besuch sein, weil – er sitzt
anders dort – die Haltung misstrauisch, er wartet ab, die Hände so
übereinander – ein Stecken – Johann
Er weiß, was er will und ist trotzdem minimalistisch.
He is clever and he knows what he is talking about.
Er ist wichtig.
He wants to know. There must be a reason, he wants to find out.
It`s not like an every day talking.

Neben ihm ein Zuhörer, der Blacky,
He doesn`t go so close, ist gespannt, interessiert.
Hat eine Tabakpfeife in den Händen?
Er hat (unten) an den Füßen wie Flügel, oben der Motor.
Ein anderer (von denen) ist Kaminfeger.
Aber der passt nicht durch den Kamin rauf und runter.
Die anderen zwei in der Mitte wollen verifizieren – Kontrolle haben.

Eigentlich sind alle ein bisschen skeptisch, misstrauisch gegenüber dem,
was in dieser Zeit passiert.
Es ist eine Unsicherheit da.
Vielleicht gehen sie Pleite.
Vielleicht lesen sie »Unglücksfälle und Verbrechen«.
Das denke ich nicht. Da ist nichts so Spannendes.
Die diskutieren schon die ganz Zeit, sind nicht aufgeregt – reden nicht
über die Börse.
(Eher) »Ich nehme immer OMO«.

They are not on the run. Otherwise there would be some food.
There is a chance, the broder…..
The window is half shut. They all wanted to know.
Die sind nicht auf der Flucht, sonst würden sie nicht so nahe am Fenster
sein.
Trotzdem sie sehen nicht so freundlich aus. Sie könnten Banditen sein.
Sie brauchen Geld.
They know where they are hiding.
Vielleicht geht es um ein Geheimnis.

Un Coup d`Etat, eine kleine Revolution.
Vielleicht sprechen sie einfach über die Familien von denen, die da sind.
Nicht so etwas Dringendes.
Could be either something good or else.

»Aufgeweckt Kunst – Geschichten«
12. November 2019, Kunsthaus Zürich
»Die Dorfpolitiker«, Wilhelm Leibl (1877)

Dieses Zusammensein hat mich deshalb berührt, weil die Verantwortlichen dieses Kunstprojektes den teilnehmenden Menschen mit Demenz den Raum gegeben haben, sich in dieses einzubringen und dieses mitzugestalten. Die Teilnehmerinnen und Teilnehmer fühlten sich ernst genommen, jeder ihrer Beiträge wurde als richtig und wertvoll aufgenommen und berücksichtigt.

Dieses Projekt legte Kompetenzen und Ressourcen der Menschen mit Demenz frei, förderte sie, regte ihr kreatives Potential an und machte dieses sichtbar. Die Teilnehmerinnen und Teilnehmer erlebten und entwickelten Freude am eigenen Tun und im gemeinsamen Miteinander, ihr Selbstbewusstsein wurde gestärkt.

Das Zürcher Kunstprojekt »Entdeckungsreise im Museum« habe ich als ein hervorragendes Beispiel dafür erlebt, wie Menschen mit Demenz gesellschaftliche Teilhabe und Integration ermöglicht werden kann, Ein besonderer Schlüssel dafür liegt darin, dass das

Engagement, das mit dem Projekt einhergeht, mit einer spirituellen Haltung verbunden ist: Mit dieser Form des Miteinanders werden Randgruppen und stigmatisierte Menschen als Persönlichkeiten einfühlsam wahrgenommen, akzeptiert und in ihrem veränderten Dasein wertgeschätzt. Dies stärkt nicht nur die Teilnehmenden, sondern auch deren Angehörige. Alle gemeinsam, Betroffene, Angehörige und Begleitende werden ermutigt, den eingeschlagenen Weg Schritt um Schritt weiterzugehen und neben all dem Schweren und Belastenden, die diese Veränderungen zweifelsohne mit sich bringt, trotzdem Schönes und Freude zu entdecken, um den Augenblick genießen zu können. Ich hoffe, dass möglichst viele Menschen solche oder ähnliche Erfahrungen sammeln und teilen können. Je öfter das passiert, umso seltener wird Demenz zukünftig hoffentlich auf eine Erkrankung reduziert, die ausschließlich mit Defiziten in Verbindung gebracht wird.

Raum zur Selbstreflexion

Alles kommt zu seiner Zeit.
Heraklit

3.6 Spiritualität: eine Sprache des Herzens bei Menschen, die verstummen

Menschen, die in ihrem Alltag verstummen, zu ihnen zählen häufig Menschen mit Demenz, hören nicht auf zu kommunizieren, sie kommunizieren jedoch vorrangig in einer nichtsprachlichen Form. Weshalb gebe ich dieser nichtsprachlichen, auch non-verbal genannten Form an dieser Stelle einen besonderen Raum? Meine Antwort ist einfach: Weil Menschen, die verstummt sind, für eine non-verbale »Ansprache« besonders offen sind, besonders entwickelte Antennen besitzen. Und, weil der Spiritualität, der gelebten spirituellen Praxis, ein besonderes Potential für eine solche nichtsprachliche Kommunikation innewohnt.

Ich nehme hier die Chance wahr, praxisnahe Erfahrungen weiterzugeben und Ihnen als Leserinnen und Leser nahezubringen. Mir ist es ein Anliegen, Türen zu öffnen, damit Verstummtes Aufmerksamkeit erhält, aufzuzeigen, wie viel und welche Kommunikation noch möglich ist.

Beschäftigen wir uns mit non-verbalen Formen der Kommunikation, erleben wir deren Ausdrucksmöglichkeiten und Tiefe, wird uns einmal mehr bewusst, wie grundlegend verkehrt die Vorstellung »lebensunwerten Lebens« ist, wie falsch die oft gehörte Behauptung ist, Menschen würden nur noch elendig vor sich hin »vegetieren«, also ein kärgliches Leben führen und ein ärmliches, kümmerliches Dasein fristen.

Auch Menschen, die verstummt und in sich gekehrt sind, bleiben individuelle Persönlichkeiten, die kommunizieren können, der Funke des Unfassbaren bleibt in ihnen und kann nicht zerstört werden. Das ist der Grund, weshalb ich die Aussage »Es wird immer weniger«, die ich häufig im Umfeld von Menschen höre, die auf ihr Lebensende zugehen, mit den Worten abwandle: »Die Flügel wachsen. Sie sind bald flugbereit.«

Vom Wert der Dinge und der Menschen

Im Rahmen eines Seminars mit sehr vielen Teilnehmern hielt der Trainer einen 50-Euro-Schein in die Luft. Er fragte: »Wer von Ihnen möchte diesen 50-Euro-Schein haben?« Überall gingen Hände hoch.

»Ok, einen kleinen Moment«, sagte er und zerknüllte den 50-Euro-Schein. »Wer möchte diesen nun zerknüllten 50-Euro-Schein haben?« Wieder gingen die Hände in die Luft. »Ok, warten Sie«, sagte er und warf den zerknüllten 50-Euro-Schein auf den Boden und trat mit seinen Schuhen darauf herum, bis der Schein zerknittert und voller Schmutz war. Er hob ihn an einer Ecke auf und hielt ihn wieder in die Luft. »Und wer von Ihnen möchte diesen dreckigen, zerknitterten 50-Euro-Schein immer noch haben?« Und erneut waren die Hände in der Luft. »Sehen Sie, Sie haben gerade eine sehr wertvolle Lektion erfahren. Was immer ich auch mit dem Geldschein machte, wie schmutzig und zerknittert er auch ist, es hat nichts an seinem Wert geändert. Es sind immer noch 50 Euro. So oft in unserem Leben werden wir selbst fallen gelassen, sind am Boden zerstört, kriechen vielleicht im Schmutz und fühlen uns wertlos. Aber all das ändert ebenso wenig etwas an unserem Wert wie das, was ich mit diesem Schein tat, seinen Wert änderte. Der Wert von jedem einzelnen von uns bleibt immer erhalten, wie schmutzig, arm oder verloren wir auch immer sein werden.«

(Quelle unbekannt, eine Nacherzählung)

Non-verbale Kommunikation ist eine Verständigung ohne Worte. Sie zu praktizieren gibt es ganz verschiedene Formen: Gebärdensprache, Schriftliche- und Bildsprache, das Einsetzen von Handzeichen, wie man es z. B. auch beim Sport, auf dem Bau oder bei der Polizei kennt. Nicht zu vergessen sind die Möglichkeiten, die Gestik, Mimik und der Blick in die Augen bieten. Auch der Habitus, das Aussehen und die Haltung, die Menschen einnehmen, ihr Gang, können ganz besondere Ausdrucksformen sein, mit denen spezifische Botschaften kommuniziert werden. Solche non-verbalen Signale sind wahrzunehmen. Vielleicht ist es interessant zu wissen, dass es mehr als 5.000 Gesten, 250.000 Gesichtsausdrücke und 1.000 Körperhaltungen gibt, die beschrieben und festgelegt sind. Das zeigt auf, wie wichtig es ist, Menschen, die verbal nicht mehr aktiv sind, auf ganzheitliche Weise wahrzunehmen. Neben den Einsatz der Sinne ist das emotionale Vorgehen von großer Bedeutung. Das hat mit mir selber zu tun: Welche Gedanken und Gefühle setze ich bewusst und unbewusst in meiner

Beziehung, in meinen Kommunikationsformen ein? Lasse ich gegenüber meinem Nächsten eine positive Energie fließen? »Man kann nicht nicht kommunizieren«, ist die oft zitierte Aussage von Paul Watzlawick. Auch wenn unser Gegenüber uns nur stumm anblickt, wird kommuniziert. Es lohnt sich hinzuschauen, was non-verbale Kommunikation bedeutet. Paul Watzlawicks Erkenntnis beschäftigt mich schon lange, besonders, wenn Menschen die Sprache versiegt. Ihr soziales Umfeld steht einer solchen Situation oft hilflos gegenüber. Das sprachliche Verstummen irritiert, kann nicht eingeordnet werden, verunsichert. Angehörige, Freunde wenden sich in der Folge häufig ab, machen keine Besuche mehr, brechen mit dem Hinweis, ein Austausch sei nicht mehr möglich, weitgehend die Verbindung ab. Der Eindruck entsteht, der verstummte Mensch selbst wende sich ab, kenne meinen Namen nicht mehr, ein Besuch lohne sich nicht, sei nur verlorene Zeit. Schade, denn durch diese Sichtweise werden Begegnungen verpasst, die nicht nur belastend sind, sondern in einer neuen Form auch bereichern können.

Das sprachliche Verstummen von Menschen sollten wir nicht mit dem Abbrechen unserer persönlichen Beziehung zu ihnen beantworten. Eine solche Haltung will und kann ich nicht akzeptieren. Die Wertschätzung für unseren Nächsten, für das Leben ginge verloren. Auch Menschen, die verstummen, kommunizieren und lassen sich durch uns in vielfältiger Weise erreichen. Seien wir mutig, andere Wege zu gehen, neue Formen des Miteinanders zu entdecken.

Beobachtung – ein Impuls zum Nachdenken

Der Vater lebt in einer Pflege-Einrichtung, seine Demenz ist so weit fortgeschritten, dass er den Sohn nicht mehr mit dessen Namen begrüßt oder anspricht. Ein Freund des Sohnes erfährt das und meint verwundert zu diesem:»Wieso besuchst du noch deinen Vater, der dich doch nicht mehr kennt?« Daraufhin antwortet ihm dieser:»Ja, das stimmt, der Vater kennt mich nicht mehr, aber ich kenne meinen Vater.«

Ich ergänze: Menschen mit Demenz sind sehr sensibel. Sie erkennen ihr Gegenüber an deren Stimme, an ihrer Berührung oder einfach an ihrem Dasein.

Der Blickrichtungswechsel weist darauf hin. Wenn ich mich nicht ganzheitlich lieben lerne – und das ist ein lebenslanger Prozess –, wenn ich mich nicht annehmen kann, so wie ich gewachsen bin, ist es auch nicht möglich, mein Gegenüber, so wie es sich darstellt, anzunehmen und zu lieben. Spiritualität hilft in besonderer Weise, non-verbale Kommunikation zu ermöglichen. Zugleich macht sie sichtbar, dass nicht ich die eigentliche »Macherin« bin, sondern dass es die Urkraft in mir ist, die in gelebter spiritueller Praxis zum Vorschein kommt, die größer ist als ich selber bin und unterschiedlichste Namen trägt.

Es ist schon sehr lange her und doch immer wieder gegenwärtig. Kurz nach meiner Ausbildung zur Krankenschwester pflegte ich Ernst Ginsberg, den jüdischen, multitalentierten, deutschen Schauspieler, der nach seiner Emigration aus dem nationalsozialistischen Deutschland am Zürcher Schauspielhaus wirkte. Seine Diagnose, die er von den Ärzten erhalten hatte, war Lateralsklerose. Das ist eine Erkrankung des zentralen und peripheren Nervensystems. Ernst Ginsberg verlor seine Sprache. Sein Geist blieb wach, und er hat seinen Abschied von dieser Welt kommen sehen.

Als er sich schon nicht mehr bewegen und nicht mehr sprechen konnte, diktierte er mit Hilfe des Morsealphabets, mit den Augenlidern. Er hat nicht aufgehört, sich mit Zeichen zu verständigen. Tiefsinnige Gedichte und bewegende Gebete sind entstanden, die bewirkten, über das Leben dankend nachzudenken. Ernst Ginsberg ist und bleibt mir ein Vorbild, dass auch schwierige Situationen mit erhobenem Haupt zu durchleben sind. Er verstarb am 3. Dezember 1964 im Neumünster, Zollikerberg.

Morgengebet
Ich bitte dich, Herr, um große Kraft
diesen kleinen Tag zu bestehen,
um auf dem großen Wege zu dir
einen kleinen Schritt weiterzugehen.
(Ernst Ginsberg, 1904–1964)

Eine somnolente Bewohnerin antwortet

Regelmäßig besuche ich eine nicht mehr ansprechbare Bewohnerin. Oft hält sie ein Kuscheltier in ihren abgemagerten Händen. Sie lebt in einer anderen Welt. Ich trete an ihr Bett und beginne leise, das Namaste zu summen. Das heißt übersetzt: Ich grüße das Göttliche in dir. In asiatischen Ländern, wo die Hindu-Religion weit verbreitet ist, wird Namaste als Gruß mit Gestik eingesetzt. Die Innenhandflächen der Hände werden zusammengeführt, an die Brust gelegt und der Kopf wird leicht geneigt. Diese Begrüßungsform braucht keine Worte.

Mein gleichmäßiges Singen bewirkt, dass der Körper der von mir besuchten Dame anfängt, sich zu bewegen. Langsam öffnen sich ihre Augen und sie strahlt mich mit ihren hellblauen Augen an. Mit ausgestrecktem Arm, die Hand zu einer Kugel geformt, streicht sie mir über meine Wange mit dem Wort:»Schön«. Dann fällt die Bewohnerin wieder in ihre Somnolenz zurück. Dankbar verlasse ich leise den Raum und fühle mich beschenkt.

Einfach da sein – Erfahrungen aus einer Sterbebegleitung

Kürzlich erlebte ich, wie bei einer Sterbebegleitung der Energieaustausch über die Berührung der ausgestreckten Fingerspitzen möglich wurde. Den Atemrhythmus zu übernehmen, ist ein Zeichen der schweigenden Anteilnahme und hat Tiefenwirkung. Das sind andere als die zumeist gewohnten Kanäle, die das Miteinander auf dem Weg bereichern. Bei solchen Begegnungen ist es wichtig, in allen Veränderungen das Schöne zu sehen und wahrzunehmen, ansonsten wird das Schwere noch schwerer.

Wie oft sind wir in Gefahr, Berührungen unserem Gegenüber aufzudrängen. Was wird alles gesprochen, getröstet, und in Form gutgemeinter Ratschläge an unseren Nächsten herangetragen, statt einfach selbst ebenfalls zu verstummen, um einfach ganz für diesen da und für Signale seiner Kommunikation offen zu sein.

Andere Kanäle zu nutzen kann für viele eine große Herausforderung darstellen, weil wir im Alltag kaum Gelegenheit haben, das einzuüben.

Der beste Wegweiser ist, in sich hinein zu hören und zu tun, was für einen stimmig ist. Wer meine Sichtweise und Haltung kopieren will, hat nicht kapiert.

Nach dem letzten Atemzug des Menschen, den ich in seinem Sterben begleiten durfte, haben die Glocken der nahegelegenen Kirche angefangen zu läuten. Für mich ein feierlicher Moment, der mich beglückte und mir Trost schenkte. Dieser Text sollte zwischen den Zeilen gelesen werden, denn der Raum des Schweigens spricht mehr als 1.000 Worte.

4 Individuelle spirituelle (Lebens-)Wege

Warum finde ich es sinnvoll, dass unterschiedlichste Personen ihren eigenen, individuellen, spirituellen Weg in diesem Buch beschreiben? Die Vielfalt der Wege, die aus diesen Aussagen von Menschen unterschiedlicher Generationen und Herkünfte deutlich werden, kann den Blick auf das breite Spektrum der gelebten Spiritualität weiten und mitwirken, dass die Sicht über den jeweils eigenen Tellerrand geweitet wird. Die häufig vorhandene Dualität unseres Denkens, die durch selbst auferlegte Schranken begrenzt wird, kann dadurch verblassen, eingeübte Denkweisen können sich weiten. Wie schnell wird gesagt, dass diejenigen, die aus der Kirche ausgetreten sind, nicht mehr glauben, beten und sich nicht an etwas Höheres wenden. Es wird zwischen Gläubigen und Ungläubigen unterschieden. Was nützen wohlklingende Worte, wenn der Alltag etwas anderes aufzeigt und die praktische Umsetzung fehlt. Innere Haltung und Authentizität sind gefragt, damit die Worte lebendig werden.

Diese persönlichen Beiträge sind auf Wunsch ihrer Verfasserinnen und Verfasser anonymisiert, um selbige zu schützen. Alle Texte wurden von den entsprechenden Personen autorisiert. In Abstimmung mit diesen finden sich in Fußnoten weiterführende Hinweise.

Ich hoffe, dass Sie als Leserin und Leser dieser Texte Impulse erfahren, um dem Größeren, dem Unfassbaren Raum zu geben, und dass diese Texte Selbstreflexion ermöglichen, damit Eigenverantwortung übernommen wird. Gleichwertigkeit der Gesellschaft, der Kulturen und Religionen ist die Basis für ein humaneres Miteinander.

4.1 Frau B.: Glaube wächst auch auf krummen Wegen[5]

Als die Ordensschwester, die als Schulschwester meine Ausbildung begleitete, sich im Alter von 95 Jahren von dieser Welt verabschiedete, ist mir noch einmal sehr deutlich geworden, dass sie als erster Engel in entscheidender Weise in mein Leben getreten ist. Nach einer schrecklichen, zerrütteten Kindheit und Jugend ermöglichte mir diese Schwester einen Ausbildungsplatz in der Kinderkrankenpflege. Von zu Hause war ich so schwer traumatisiert und verzweifelt, dass ich während der Ausbildung zweimal versuchte, mein Leben selbst zu beenden.

Nach meinem zweiten Suizidversuch meinte der Klinikleiter, dass er eine Fortführung meiner Ausbildung nicht weiter verantworten könne. Ich hätte diese zu beenden. Meine Schulschwester und meine Freundin haben sich bei der Klinikleitung so sehr für mich eingesetzt, dass ich die Ausbildung fortsetzen und abschließen durfte. Sie nahmen meine belastende, familiäre Situation wahr und unterstützten mich überall dort, wo sie es nur konnten. Ich weiß wirklich nicht, was ohne diese Hilfe sonst aus mir geworden wäre!

Von da an machte ich kleinste Schritte hin zu einem eigenständigen Leben. Es waren oben beschriebene Erlebnisse während meiner Ausbildung, die mir die Erkenntnis vor Augen führten, dass ich selbst in den dunkelsten Zeiten nicht alleine bin, sondern dass Gott mich durch diese führt. Er ist es, der uns zur richtigen Zeit die richtigen Menschen als Wegbegleiter zur Seite stellt.

Im Laufe meines Lebens ist mir die Institution Kirche mit ihren Gottesdiensten und weiteren Veranstaltungen zur Heimat geworden. Das Bewusstsein, in der Kirche zu Hause und aufgehoben zu sein, hat mich auch durch spätere schwierige Zeiten hindurch getragen. Mein Vertrauen und meine Gewissheit, dass Gott alle meine Wege begleitet, ist seither stets gewachsen. Ein Schutzengel hat mich schon in der Kindheit begleitet und

---

5 Frau B., Kinderkrankenschwester, katholisch, geschieden, deutsche Staatsangehörigkeit, zum Zeitpunkt der Abfassung des Buches 60 Jahre alt.

bewahrt. Ich weiß ihn auch jetzt bei und in mir, er wirkt auf mich schützend und heilend.

Der folgende Text, der mich ermutigt und stärkt, habe ich in einer besonders schwierigen Lebensphase zufällig erhalten.

Manchmal schickt Gott einen Engel,
der zu dir sagt:
Fürchte dich nicht.
Der zu dir kommt
mit einem freundlichen Blick,
der dir ein Licht anzündet,
wenn es ganz dunkel ist.
Gott kommt mitten in
deine Alltäglichkeiten.
(Quelle unbekannt)

Engel vermitteln mir die Erfahrung, dass ich in besonderer Weise geschützt und geborgen bin. Ich bin nie ganz allein. Gott greift konkret in mein Leben ein. Er schickt Engel in Menschengestalt. Gott hilft durch den Engel, der in mir ist.

Raum für Selbstreflexion

Der Glaube ist mein Lebenssinn und hält mich am Leben.

Anmerkung der Autorin

Frau B. und ich sind uns vor Jahren bei Supervisionsterminen begegnet. Durch die Offenheit ihres Textes bin ich ihr innerlich noch viel nähergekommen. Ich staune, wie sie all ihre Höhen und Tiefen, ihre wiederkehrenden, schmerzhaften Situationen mit Bravour gemeistert hat.

Sie hat Unterstützung angenommen und gelernt, gut für sich selbst zu sorgen, sich abzugrenzen oder anders gesagt: aus dem halb leeren Glas ein halb volles Glas zu machen. In der Institution Kirche hat sie eine Heimat gefunden.

Raum für Selbstreflexion

Der Christus im Bruder ist stärker als der Christus im eigenen Herzen
Dietrich Bonhoeffer

Das ist ein wichtiger Dienst im Älterwerden, wenn Aktivitäten weniger werden und das Dasein Raum bekommt.

4.2 Frau S.: Gott suchen und finden in der Stille und in Begegnungen[6]

Ich bin gern in der Stille. Ich genieße die Konzentration. Ich kann spüren, wie der Geist Gottes atmet. Manchmal erlebe ich eine göttliche Gegenwart, die ich nicht beschreiben kann.

Und ich bin gern mit Menschen zusammen. Ich genieße Begegnungen. Wenn sich die Blicke treffen und zwei Menschen spüren, dass sie gerade einen besonderen Moment erleben. Wenn wir uns dazu entschließen, über das Gleiche zu lachen, obwohl es eigentlich zum Weinen wäre. Wenn ich einen Blick auffange und mir vorstellen kann, was mein Gegenüber gerade denkt. Dann spüre ich, wie der Geist Gottes zwischen uns weht.

Kann ich gemeinsam mit jemandem lachen, spüre ich etwas von der göttlichen Weisheit, die tanzt und spielt, wie sie es seit der Schöpfung der Welt tut. Dann fühle ich mich befreit und erlebe »erlösendes Lachen«.

Ich fühle mich der »Gottsucherbande« zugehörig. Wir sind innerlich und äußerlich unterwegs, suchend und fragend. Mit den Worten Rilkes, zu »versuchen, die Fragen selber lieb zu haben«, kann ich viel anfangen. Ich bin nicht mehr jung und so habe ich inzwischen an vielen Orten auf der

---

6 Frau S., geboren 1970, stammt aus Deutschland, lebt seit mehreren Jahren in der Schweiz, ist verheiratet, evangelisch und kirchlich engagiert.

Welt »Bandenmitglieder«, die auch unterwegs sind und die mit den offenen Fragen leben können. Vielleicht sogar: die ohne diese offenen Fragen nicht leben könnten.

Ich bemerke, wie sich meine Spiritualität mit dem Älterwerden verändert, vertieft, und dabei immer bescheidener wird in Bezug auf das, was ich sagen kann. Aber die Erfahrungen mit dem, was ich nicht beschreiben kann, werden immer mehr und werden mir immer wichtiger. Das Interesse an theologischen Diskussionen habe ich fast vollständig verloren. Die Kirche als Institution ermüdet mich. Ein Satz begleitet mich bereits seit Jahren. Ich habe ihn im Rahmen einer Weiterbildung gehört. Er bringt mein spirituelles Unterwegssein auf den Punkt: »Wenn die Person, die du vor zehn Jahren warst, die Person, die du heute bist, nicht für einen Häretiker halten würde, bist du geistlich nicht gewachsen.« Galileo Galilei und Martin Luther waren Häretiker. Sie haben mit großem Mut eine andere als die von den Institutionen vorgeschriebene Meinung vertreten. Auch manche Beginenorden wurden der Häresie verdächtigt, weil sie sich dem System nicht unterordnen wollten. Man nannte sie auch Polternonnen oder Seelenfrauen. Ich bin nicht aus dem Holz geschnitzt für eine Polternonne, aber hoffentlich für eine Seelenfrau.

Anmerkung der Autorin

Dieser Text stimmt mich nachdenklich. Der Begriff »Gottsucherbande« spricht mich an. Ich möchte mich dieser Gruppe anschließen. Weshalb?

Diese Menschen sind am Suchen, sie bewegen sich, sie bleiben nicht in alten Mustern stecken, sondern gehen mutig Schritt für Schritt weiter. Ist solches Vorgehen auch in institutionellen, kirchlichen Bereichen möglich?

4.3 Frau H.: Woher ich komme und wohin ich gehe[7]

Ein Kind liegt im satten grünen weichen Sommergras, das herrlich frisch duftet und sich ganz toll anfühlt. Es ist Sommer, das Kind ist kerngesund, lebt in einer wunderbaren Familie mit Eltern und einer Schwester in einem sicheren, reichen und schönen Land und sollte rundum zufrieden sein. Aber das Kind wünscht sich nichts sehnlicher, als nach Hause gehen zu können. Das Kind bin ich und mein Zuhause ist im Kosmos.

Als Kleinkind hatte ich Zugang zu einer feinstofflichen Ebene und konnte Wesenheiten sehen, die Anderen verborgen blieben. Leider verlor ich diese Gabe als kleines Kind nach einem Spitalaufenthalt. Nach einem Schockerlebnis als 28-jährige Erwachsene wurde diese Gabe wieder teilweise erweckt.

Meine Eltern waren beide römisch-katholischer Konfession, jedoch nicht praktizierend. Es stand mir frei zu glauben, was ich wollte. Durch diese Freiheit konnte ich mich allen Glaubensrichtungen öffnen. Mit 20 Jahren bin ich aus der katholischen Kirche ausgetreten, weil ich mich dort nicht zugehörig fühlte.

Seit dieser Zeit beschäftigt mich die Suche nach dem Sinn des Lebens intensiv. Für mich gibt es nichts Spannenderes als über die wahrhaft großen Themen des Lebens nachzudenken und zu forschen: Geburt, Leben, Tod – oder woher komme ich und wohin werde ich gehen. Meine Suche hat mich in all den Jahren an die verschiedensten Orte geführt und in manch komische Situationen gebracht. Ich habe viel Literatur verschlungen und habe an unzähligen Seminaren, Kursen und Workshops teilgenommen. Ich habe die verschiedensten Glaubensrichtungen kennengelernt und bin dabei mit unterschiedlichen Gruppierungen und Sekten in Kontakt gekommen. Dank meinem unerschütterlichen Glauben an ein Göttliches Prinzip und sicherlich auch dank dem Schutz von Wesen aus der für mich wahren (weil ewigen) Welt bin ich nie in gefährliche Situationen geraten, sondern konnte aus allen Erfahrungen das mitnehmen, was ich für mich als richtig empfand.

---

7 Frau H., geb. 1954, gebürtig aus der Schweiz.

In der »I AM« Activity (of Saint Germain Foundation) fand ich für fünf Jahre ein spirituelles Zuhause. Empfand ich mich in der früheren Zeit eher als Saulus agierend, wurde ich durch diese fünf Jahre geläutert mit dem Paulus in mir. So fand ich wieder zurück in die Mitte und akzeptiere alle Facetten meines Wesens, die mich prägen.

Heute bezeichne ich mich als konfessionell neutral, da ich sowohl christlich, hinduistisch, buddhistisch und jüdisch geprägt bin. Die »Marke« der Glaubensrichtung ist für mich unwichtig. In der Zwischenzeit hat sich ein Weltbild geformt, das Alles und Jedes miteinschließt, da wir aus meiner Sicht alle aus der Einen Quelle kommen und irgendwann in einer fernen Zukunft auch alle wieder in diese »Eine Quelle« zurückkehren. In der Zwischenzeit dürfen wir unsere Erfahrungen leben. Mein sehnlichster Wunsch ist, am Ende dieser Verkörperung die Auferstehung erleben zu dürfen.

Anmerkung der Autorin

Auf Frau H. bin ich aufgrund eines Hinweises aufmerksam geworden, sie habe Unterschiedliches ausprobiert. Ich freue mich, dass sie mir einen Text für das vorliegende Buch zur Verfügung gestellt hat. Bei dessen Lektüre kam mir umgehend das Sprichwort »Wer suchet, der findet« sowie Janoschs bekannte Geschichte für Kinder (und Erwachsene) »Oh, wie schön ist Panama« in den Sinn.

4.4   Frau D.: Mein Weg zur Spiritualität[8]

Meine Suche nach der Seele begann mit einer Stimmkrise. Schlimm für eine Profi-Sängerin, wenn die Freude am Singen versiegt. Was stimmte

---

8 Brigitta Dardel, Sängerin, Schweizerin, geb. 1951, verheiratet, Integratives Stimmtraining; www.brigittadardel.ch

nicht in meinem Leben? War ich fremdbestimmt, auf einen falschen Weg eingestimmt? Was würde ich selbst bestimmen? Meine Stimme wurde Wegweiser zu meinem Selbst, zu meiner Quelle in mir.

Meine Seele wollte nicht in der Welt herumreisen und eine große Opernkarriere machen, nein, sie wollte Ausdruck sein für die göttliche Quelle in uns. Sie wollte Verbindung sein zwischen Himmel und Erde, sie wollte das Göttliche auf die Welt bringen, sie wollte frei sein und befreiend wirken, sie wollte ihre Heilkraft erfahrbar machen.

Die Einweihung in den 1. Grad Reiki des Usui-Systems Shiki Ryoho bescherte mir ein tiefes, prägendes Erlebnis. Ich fühlte körperlich, wie in mir eine Mauer einstürzte, die mich gehindert hatte, meine Gefühle von Herzen auszudrücken. Und ich erlebte diese universelle Energie, hier Reiki genannt, als einen mächtigen Strom der Liebe, die fließen wollte, zu mir, zu meinen Mitmenschen, zur ganzen Schöpfung, ohne Erwartung auf Gegenliebe, einfach als Erfüllung. Und mit großer Erschütterung las ich den 13. Korintherbrief über die Liebe und wusste: Ja, das stimmt! Genau so habe ich es erlebt!»Nun aber bleibet Glaube, Hoffnung, Liebe, diese drei: Aber die Liebe ist die größte unter ihnen!« (Text aus der Lutherbibel, zugleich Schluss aus den vier Ernsten Gesängen von Johannes Brahms, 1896, op. 121).

Nun konnte sich meine Stimme wieder neu ausdrücken. Mein Interesse galt mehr und mehr der spirituellen Dimension von Tönen, verschiedenen Vokalen und ihren Bedeutungen und Mantras oder anderen Heilgesängen. In Gesangsgruppen spürten wir der Wirkung dieses achtsamen Singens und Tönens nach, fern von jedem Leistungsgedanken oder erwarteten Schöngesangs.

Mit dem Vokal *U* erspüren wir unsere Wurzeln im Beckenboden, die Urkraft des Lebens. Mit dem geschlossenen *O* singen wir das Energiezentrum der Kreativität und Schöpferkraft an, welches in der Höhe des Nabels sitzt und bringen es in Schwingung. Das offene *O* weckt den Solarplexus und bringt die innere Sonne zum Strahlen. Durch ihre Kraft vertreiben wir negative Energien und Ängste. *A* öffnet unser Herz für die Liebe und die Freude, *E* wirkt auf die Kehle und die Schilddrüse und befreit unseren Ausdruck, *I* spricht die Intuition an, unsere Sicht auf das Geistige, und Summen oder *OM* verbindet uns mit der Urquelle allen Seins – für mich ist das Gott – über den höchsten Punkt auf unserem Kopf, der ehemaligen Fontanelle.

Ein Mantra ist eine Folge von heiligen Silben und Wörtern, die mit einfachen Tonfolgen gesungen werden, mindestens fünf Minuten lang, und die eine tiefe Wirkung haben. Ich habe eigene Gesänge kreiert mit Botschaften, Affirmationen und Gebeten. Durch das Singen verstärkt sich die Wirkung, denn »Singen ist zwei Mal beten!«. Durch das Singen erfahren wir Verbundenheit mit der Schöpfung und dem Schöpfergeist. Verbinden wir die Töne mit einer bestimmten Absicht, etwa Frieden, Heilung, Freude, Mut, Dankbarkeit…, aktivieren wir die Selbstheilungskräfte des Körpers auf bestimmte Weise und harmonisieren Geist und Seele mit.

Singen bringt uns in die Balance von Außen und Innen, von Yin und Yang, von Spannung und Lockerheit, von Körper und Seele, von Empfangen und Abgeben. Es beruhigt die Atmung, den Herzschlag, den Blutdruck, kräftigt den Kreislauf und lässt uns spüren, dass wir ein Instrument für das Höchste in uns sind.

Durch die Erfahrungen mit meiner Stimme durfte ich in eine Spiritualität hineinwachsen, die mir entspricht, und die ich auch durchaus im christlichen Glauben finde. Aber er muss offen, lebendig und erfahrbar bleiben, ganz gegenwärtig und nährend für die Seele. Eine solche Glaubenskraft kann man in jeder Religion finden, denn der Kern aller Traditionen ist der gleiche: Gott ist der Ozean, und jedes Gefäß, das daraus schöpft, hat eine andere Form. Aber das Wasser des Ozeans, mit dem es gefüllt ist, ist stets dasselbe!

Raum für Selbstreflexion

Ein Tropfen Liebe ist mehr als ein Ozean Verstand.
Blaise Pascal

Anmerkung der Autorin

Brigitta (Dardel) hat Brigitta (Schröder) über das Buch »Martha du nervst« entdeckt. Vor meiner Lehre als Krankenschwester, damals war das 20. Lebensjahr Voraussetzung, um die Ausbildung als Krankenschwester zu absolvieren, war ich als Haushaltshilfe in Brigittas Familie tätig. Meine

Namensschwester war damals zwei Jahre und hatte noch drei Brüder. Die Wiedersehensfreude hat uns beglückt und das neue Miteinander auf einem gemeinsamen Weg sehr bereichert. Dieses Geschenk ist geschenkt und ist nicht machbar.

4.5 Herr K.: Der spirituelle Weg eines Studenten

Ich bin 20 Jahre alt, studiere Humanmedizin in Essen und komme aus einer gutbürgerlichen Familie. Von meinen Eltern wurde ich römisch-katholisch erzogen. In meiner Kindheit nahmen mich meine Eltern jeden Sonntag mit zum Gottesdienst. Einmal im Monat gab es einen Kindergottesdienst, der allerdings weder Kindern noch Jugendlichen besondere Anreize bot.

In der Grundschule empfing ich die Erstkommunion, entwickelte jedoch eine immer stärkere Abneigung gegen die Kirche und empfand ihre Angebote in der Folge als Zwang. Rückblickend deute ich dies als Reaktanz. Alles, was in irgendeiner Form mit Kirche zu tun hatte, lehnte ich ab.

Trotzdem behielt ich in meiner Jugend eine starke emotionale Bindung zu Taizé. Das ist ein internationaler ökumenischer Männerorden in Burgund (Frankreich) mit besonderem Augenmerk auf junge Menschen. Jährlich strömen aus der ganzen Welt 100.000 Jugendliche dorthin. Hier verbrachten wir einen Teil unseres Familienurlaubs in den Herbst- oder Osterferien. Fasziniert haben mich in Taizé Aspekte des christlichen Zusammenlebens und gelebter spiritueller Praxis, die ich von meiner Heimatgemeinde nicht kannte.

Der ökumenische Gedanke beeindruckte mich, der über die Grenzen der unterschiedlichen Sprachen in Taizé hinweg gelebt wird. Auch der internationale Zusammenhalt wird deutlich, denn die liturgischen Gesänge werden in verschiedenen Sprachen gesungen. Die Gruppen sind dabei bewusst international gemischt. Bis heute pflege ich wertvolle interkulturelle Kontakte, die auf meine Taizé-Aufenthalte zurückgehen.

Ein weiteres Merkmal des christlichen Lebens in Taizé ist das sich Besinnen auf Bescheidenheit bei Verzicht auf jeglichen Prunk. So teilt man gemeinsam ganz einfache Mahlzeiten, die aufgrund der Gemeinschaft dennoch festlichen Charakter haben. Auch in der Kirche sitzt man nicht auf Bänken, sondern auf dem Boden oder kniet sich auf kleine Hocker. Die Bescheidenheit wird dadurch optisch verstärkt, dass alles einfach gestaltet ist. Die immer wieder entfachten, leuchtenden Kerzen schaffen eine unbeschreibliche Atmosphäre.

In der 9. Klasse habe ich ein Auslandsjahr in Australien verbracht. Dort war ich auf einer Lutheraner-Schule mit eigener Kirche. Mein Gastvater war Kaplan, ebenso wie eine meiner Gastschwestern Lehrerin für Christian Studies. Sie haben mich ermutigt, zur Jugendgruppe zu gehen. Dort habe ich entscheidende Erfahrungen mit meinem Glauben und der Kirche gemacht, die meine Sicht verändert und erweitert haben. Jede Woche haben wir neben den üblichen Aktivitäten den Abend mit Singen und Musizieren christlicher Lieder beendet.

Wieder zurück in Deutschland habe ich diese Form vermisst, denn meine Heimatgemeinde war Welten davon entfernt. Ich suchte mir eine Jugendkirche in Münster, die ich bereits von Taizé-Abenden kannte. Das Zusammensein war so anregend, dass ich mich in der Planung und Organisation von Gottesdiensten engagierte. Dabei war es uns und mir wichtig, die Gottesdienste so vorzubereiten, dass sie nicht nur Jugendliche, sondern alle Altersgruppen ansprachen. Meinen Glauben versuche ich seitdem, engagiert, offen und authentisch zu leben.

Anmerkung der Autorin

Dieser junge Mann wohnt mit mir im selben Haus. Für seine Bereitschaft, seinen spirituellen Lebensweg zu beschreiben, bin ich dankbar. Beim Lesen seines Berichts wird mir bewusst, wie wichtig es ist, von der Jugend zu lernen und sie zu ermutigen, ihren Weg zu suchen und zu finden.

Dieser zukünftige Arzt hat mich bei einem Unfall handfest unterstützt. Er lebt seine Spiritualität auf seine Weise. Ich wünsche ihm, dass er gut für sich selber sorgen lernt und das Gegenüber ganzheitlich auf Augenhöhe begleitet.

4.6   Herr W.: Spiritualität als Subtraktion[9]

»Spiritualität, sagt Meister Eckhart, ist keine Addition, sondern eine Subtraktion: Es muss nichts hinzugefügt, aber vieles weggelassen werden.« (Marti, 2006, 127). Das Zitat von Meister Eckhart bzw. Lorenz Marti drückt etwas davon aus, was mir auf meinem spirituellen Weg ganz wichtig geworden ist. Spiritualität als Subtraktion – das klingt etwas abstrakt. Aber auf meinem bisherigen spirituellen Lebensweg gab es tatsächlich immer wieder eine Art Subtraktion.

Ich bin ein einem sehr christlichen Umfeld im Emmental aufgewachsen. Aufwachsen hieß in unserer Familie Hineinwachsen in eine von der reformierten Kirche und dem Pietismus geprägten Glaubenswelt. Von klein auf begleiteten mich Kirchenlieder, Gebete und die Geschichten aus der Bibel. Auch wenn sich unterdessen einiges bei mir verändert hat, ist das doch der Wurzelgrund meiner Spiritualität.

Recht früh habe ich meinen eigenen Weg gesucht, meinen Glauben zu leben und neue Formen zu finden, die für mich passen. Und am Anfang meines Theologiestudiums machte ich eine Erfahrung, die man wohl als mystisches Erlebnis bezeichnen kann. Ich habe das im Rückblick so beschrieben:

>»Da machte ich die Erfahrung, dass ich das ganze Gepäck, das ich aus dem frommen Emmental mit mir trug, loslassen konnte: Die Vorstellungen von Gott, die Vorstellungen, was richtig ist, die Vorstellungen, wie ich und die anderen leben sollten – all das loslassen! Da habe ich als junger Theologe einen Moment erlebt, in dem ich plötzlich nichts mehr über Gott wusste. Wer ist Gott? Ich weiß es nicht. Gibt es Gott? Ich weiß es nicht. Wer bin ich? Ich weiß es nicht. Gibt es mich? Ich weiß es nicht. Wie soll ich leben? Ich weiß es nicht. Das war eine Erschütterung. Aber auch eine große Befreiung. All das, was vorher so wichtig war, einfach mal zu lassen.«

---

9 Informationen zur Person und Arbeit von Roland Wuillemin: https://www. pfarrverein.ch/se/zh/roland.wuillemin

Ich habe dabei nicht meinen Glauben verloren, im Gegenteil. Diese Erfahrung und viele weitere Erfahrungen und Einsichten führten mich zu einer Spiritualität, die mit wenig Worten auskommt und die Stille sucht. Ich merkte, dass ich vieles weglassen kann, was mir vorher wichtig war. So ist das Weglassen so etwas wie eine Grundform meiner geistlichen Übungen geworden.

Konkret erlebe ich das zum Beispiel beim Pilgern. Vor ein paar Jahren bin ich während eines Monats auf dem Jakobsweg von Wien nach Zürich gepilgert. Zwei Jahre später konnte ich den ganzen Jakobsweg von Zürich nach Santiago de Compostela und zum Kap Finisterre wandern. Auf solch langen Wegen muss man vieles loslassen: Der Rucksack muss leicht sein. Man kann nicht den ganzen Weg planen, sondern muss sich überraschen lassen, wo man essen und übernachten kann. Das äußere Loslassen führt mich auch zum inneren Loslassen. Und der Rhythmus des Gehens führt mich in eine Meditation, die Momente des Leer-Seins ermöglichen.

Eine andere Form, mich im spirituellen Weglassen zu üben, ist die Kontemplation. Bei der christlichen Meditation wird häufig ein Thema, ein Bild oder ein Text meditiert. Die Kontemplation dagegen ist in der Regel inhaltslos. Es geht gerade nicht darum, sich auf etwas zu fokussieren, sondern das loszulassen, was unsere Gedanken in Beschlag nimmt. In meiner Kirchgemeinde üben wir das jede Woche im gemeinsamen Schweigen.

Ich habe die Erfahrung gemacht, dass ich aus einer Spiritualität der Stille und des Schweigens auch besser für Menschen mit Demenz da sein kann. Aus der Ruhe heraus kann ich den Menschen besser begegnen. Ich muss nicht unbedingt etwas machen. Manchmal ist nur das Da-Sein gefragt. Ich habe schon sehr tiefe Momente des gemeinsamen Schweigens mit Menschen mit Demenz erlebt. Einige dieser Menschen wurden so für mich richtiggehend zu spirituellen Lehrmeistern. Und wenn jemand ein Gebet, ein Lied oder ein Bibelwort möchte, kann ich das auch gerne sprechen oder singen. Aber es ist nicht zwingend, wenn ich als Pfarrer den Menschen begegne.

Auf meinem spirituellen Lebensweg habe ich manche religiösen Formen meiner Kindheit hinter mir gelassen. Aber das heißt nicht, dass diese Formen nicht gut waren und ich jetzt spirituell auf einem höheren Niveau wäre. Das Leben hat mich einfach auf diesen Weg geführt. Alle Formen von

Spiritualität, die uns Kraft und eine Ahnung davon geben, dass wir in etwas Größeres eingebunden sind, sind gleichwertig und ganz kostbar.

Anmerkung der Autorin

Dieser Beitrag von Dr. Roland Wuillemin, geb. 1967, reformierter Pfarrer in Zürich, tut mir gut und gibt mir Mut, denn ich habe eine ähnliche Sichtweise oder anders gesagt, nur über Zweifel komme ich zum Glauben. Der Glaube ist kein Besitztum. Er ist immer wieder neu zu suchen, zu finden, zu leben und sich staunend überraschen zu lassen. Ich freue mich über die Aussage, dass Menschen mit Demenz für Roland spirituelle Lehrmeister sind. Das freut mich sehr, denn auch ich lerne viel von diesen Menschen.

4.7 Herr W.: Was uns Denkmodelle und Sprachen lehren können[10]

Im Chemie-Unterricht kurz vor dem Abitur ging uns der Lehrer sehr damit auf die Nerven, was man unter einem »Modell« versteht. Ich habe das letztlich dann sehr verinnerlicht, und es hat mich geprägt: Wir Menschen haben nicht die Kapazität, die Welt im weitesten Sinne zu erkennen, und das allermeiste bleibt uns grundsätzlich verborgen. Das ist keine Frage darüber, wie weit die Wissenschaft heute ist, es ist vielmehr ein grundsätzliches Kapazitätsproblem unseres Gehirns und unserer Sinne. Damit wir überhaupt leben können, helfen wir uns mit Denkmodellen, also vereinfachten, für uns fassbaren Gedanken, die uns helfen, mit unserem Umfeld klarzukommen. Niemand sollte glauben, dass das, was er denkt, der

---

10 Informationen zur Person und Arbeit von Reinhard Wiesemann: http://www. unperfekthaus.de/reinhard-wiesemann/

Wahrheit entspricht. Selbst wenn man die Welt als aus Atomen zusammengesetzt begreift, ist auch das nur ein Denkmodell, nicht die »Wahrheit«, denn jeder Wissenschaftler wird heute erklären können, dass es unter den Atomen noch kleinere Dinge gibt, und irgendwann kommt dann die Quantentheorie und morgen ein noch feineres Denkmodell. Wir nähern uns an, wir finden immer kompliziertere Modelle, die immer mehr erklären, aber wir werden nie »die Wahrheit« verstehen.

Diese Erkenntnis ist mir irgendwann deutlich geworden, und seitdem komme ich mit meinem und dem Denken und Glauben anderer Leute viel besser zurecht als je zuvor. Für mich ist jede Philosophie, jede Wissenschaft, jede Religion ein Denkmodell, um mit der »Wirklichkeit« klarzukommen. Nicht die Wahrheit, nur ein Denkmodell. Denn die Wahrheit werden wir nie wissen, aber wir brauchen »Krücken«, also Denkmodelle, um überhaupt in der Welt leben zu können. Und da gibt es viele: Wissenschaft hat für mich eine Sonderstellung, weil sie sich mit Denkmodellen beschäftigt, die durch Experimente falsifiziert werden können.

Religiöse Aussagen dagegen beschäftigen sich mit Fragen, die nicht im Experiment geprüft werden können, deshalb stehen alle religiösen Aussagen zunächst einmal für mich gleichberechtigt nebeneinander. Man kann kein Experiment machen, man kann nicht sagen, welcher Glaube falsch oder richtig ist, also sind es alles gleichberechtigte Versuche, wichtige Fragen denkbar zu machen.

In solch einer Situation hilft noch ein anderer Gedanke: Ich habe mir angewöhnt, religiöse oder philosophische Denkmodelle wie Sprachen zu betrachten. In seiner eigenen ist man fließend, die anderen sind Fremdsprachen, und es hört sich alles sehr seltsam in diesen anderen Denkmodellen an. Doch wie bei Fremdsprachen auch sollte man anfangen, zu übersetzen: Da redet jemand von Strafen und Belohnungen, und ich tendiere dazu, das als Kindereien zu betrachten? Ganz falsch! Ich übersetze einfach, was er mit »Strafe« und »Belohnung« meint, und plötzlich passt es zu meinem Denkmodell: Aus positiven Handlungen werden schöne Dinge, aus negativen wird Schlechtes entstehen. Für mich ist das logisch aus Ursache und Wirkung herzuleiten, aber wenn man an eine höhere Kraft glaubt, dann kann man es auch als Belohnung und Strafe sehen. Und was man alles als »höhere Kraft, Gott, ...« sehen kann! Kein Mensch weiß, was genau das ist, also habe ich auch das Recht, daran zu glauben, dass grundsätzlich positive Dinge, ein positives Prinzip in der Welt angelegt sind. So viele verschiedene Denkmodelle verwenden andere Worte und andere Gedanken, aber sie führen zu so ähnlichen Ergebnissen. Und was mich besonders freut: Mein Gedankenmodell – man könnte auch sagen »Glauben« – macht mich kompatibel mit Menschen, die ganz unterschiedliche und andere als meine Denkmodelle haben. Das ist eine wunderbare Erfahrung, die viel Schönes miteinander ermöglicht.

Anmerkung der Autorin

Reinhard Wiesemann, geb. 1960, kenne ich schon jahrelang und staune, was er als Erfinder, so bezeichnet er sich, alles entwickelt und gefördert hat. Er ist, wie ich im Abschnitt »Gemeinschaft verbindet – Religionen und Kulturen begegnen sich in Essen« erwähne (▶ Kap. 6.4), der Mäzen der Kreuzeskirche in Essen. Er hat mich so oft unterstützt und ermutigt, ungewohnte, risikoreiche Wege zu gehen. Ich erlebe ihn großzügig, authentisch. Sein Denkmodell will ich beherzigen und einüben.

4.8 Frau T.: Wie die Erkrankung an einer Frontotemporalen Demenz Leben und Beziehung verändert

Das Gute an den vielen Herausforderungen im Leben besteht darin, dass man aus ihnen viel lernt. Kein Kalenderspruch, sondern ein Rat, den mir meine Großmutter gab, als sie sich um meinen Bruder und mich kümmerte, als unsere Mutter krank im Krankenhaus lag. Alles Schlimme im Leben, so wiederholte unsere Großmutter regelmäßig, hat etwas Gutes: du kannst daraus lernen.

Nun, im Moment komme ich aus dem Lernen gar nicht mehr heraus. Doch freuen kann ich mich – ganz ehrlich – nicht darüber. Es kostet so viel

Kraft. Fragen beschäftigen und beunruhigen mich: Schaffe ich überhaupt, meinen Alltag zu bewältigen, halte ich durch? Reicht meine Liebe? Meine Liebe zu meinem Mann, mit dem ich seit fast 44 Jahren verheiratet bin und der an Frontotemporaler Demenz (FTD) erkrankt ist.[11]

Diese Krankheit kann sich so stark auf das soziale Verhalten eines Menschen auswirken, dass anstelle empathischer Verhaltensweisen ein rücksichtsloses Benehmen tritt. Ein solcher schwerwiegender und mitunter kaum zu ertragender Verhaltenswandel liegt nicht in der eigentlichen, ursprünglichen Persönlichkeit des betreffenden Menschen begründet, sondern hat eine rein medizinische, physiologische Ursache: die Schrumpfung des Hirns in dessen Frontalbereich. Eine nüchterne Erklärung für ein Verhalten, das sehr verstört, verletzt, oft befremdet und einem Partner sehr, sehr viel zumutet.

Mein Mann lebt in seiner eigenen Welt nach seinen eigenen Regeln, ureigenen Überzeugungen von richtig und falsch, wichtig und unwichtig. Es gibt viele Verhaltensgeschichten anderer Erkrankter und ebenso viele Ratschläge. Viele Fachleute und Ratgeber sind sich einig: »Validieren Sie! Ihr Mann braucht das! Die Lösung ist Validieren, Validieren, Validieren!«[12] Das Schlimme ist, es stimmt. Widerspruch führt bei ihm zum Zweifel an seiner Wahrnehmung, in dessen Folge er sich ignoriert und in seiner Identität angegriffen fühlt. Ein wirklich täglicher Balanceakt!

Womit wir, was meine eigene Aufgabe und Rolle in der Beziehung zu meinem erkrankten Mann betrifft, wieder am Anfang sind: Ich lerne aus den »Herausforderungen«, aus dem »Schlimmen«, um mit meinem Mann weiter gemeinsam leben zu können. Mein Blick auf unser Umfeld, auf unsere soziale Umwelt verändert sich. Was wird wichtig, was hat noch Bedeutung? Was kann, muss ich getrost vernachlässigen oder ignorieren?

Bei aller Ausrichtung meines Lebens auf das meines kranken Mannes: Was macht das mit mir? Wo bleibe ich? Wie komme ich durch? Ja, ich darf mich bei aller Hin- und Zuwendung zu meinem Mann nicht selbst

---

11 Ausführliche Informationen zur Erkrankung an einer FTD finden sich unter https://www.deutsche-alzheimer.de/die-krankheit/frontotemporale-demenz.html
12 Vgl. im Abschnitt »Empfohlene Literatur zur Vertiefung« das Buch von Neumi Feil und Viki de Klerk-Rubin.

vernachlässigen, für ihn und für uns gut zu sorgen setzt voraus, dass ich für mich gut sorge! Wer sieht meine seelischen Verletzungen? Sollte ich nicht besser doch gehen? Nun, das ginge, auch ohne moralische Skrupel, denn bei körperlichen Übergriffen hört der »Spaß« bekanntlich auf. Dann kann ich die Polizei rufen. Aber vorher, was geht vorher, wie kann ich wann und wodurch schwierige Situationen, die aus dem Ruder zu laufen drohen, am besten deeskalieren?

Einem Seismographen gleich, der auf das leichteste Beben der Erde ausschlägt, reagiere ich bereits auf das leiseste Knurren, das mein Mann produziert, ohne dass er weiß oder mitbekommt, dass er knurrt. Ein untrügliches Zeichen für aufkommenden Ärger, Ausbrüche etc. Und er knurrt oft!

Also validiere ich, was das Zeug hält, aber – nicht täglich bitte. Irgendwo ist auch da meine Grenze. Nur wo? Nun, ich mache eine Psychotherapie, denn mit wem könnte ich mich ansonsten fachlich austauschen? In der Therapie lerne ich sehr viel. »Ich bitte Sie, diskutieren Sie nicht mehr mit ihm sein Fehlverhalten«, sagt meine Psychologin. »Er hat doch kaum noch einen lichten Moment, er begreift Sie nicht! Für ihn ist sein Verhalten normal, Sie sind für ihn das Problem!« Sie lächelt mir aufmunternd zu und ich sinke tiefer in meinen Sessel. Puh!

»Sagen Sie mal, war das immer so?«, fragte sie mich neulich. »Wie war er denn früher so? Ich meine, wie war denn so seine Reaktion auf Ereignisse in der Familie früher? Entspricht das Verhalten von heute vielleicht nicht doch seiner Primärpersönlichkeit?« Innerlich verdrehe ich die Augen.

Da sitz ich also und muss nachdenken, denn nach meiner aktuellen Information ist die Krankheit bei ihm schon vor über 15 Jahren ausgebrochen. (»Das sagt uns das MRT«, so die Neurologin.) Ach ja, mmh. Wie war das noch? Ereignisse der Vergangenheit fallen mir ein, waren das damals schon etwa die ersten Vorboten seiner Demenz? ... Egal! »Es hilft jetzt nichts, wenn er getriggert wird durch Kleinigkeiten, die ich in dem Moment, wo es passiert, gar nicht realisiere«, ist meine kurze Antwort. »Das Knurren ist neu! Sein neues Verhalten, sein Dominanzgehabe, seine lauten nörgelnden Worte, seine Laute, die er manchmal von sich gibt, ohne zu merken, dass er es macht, sie zeigen, dass etwas emotional in ihm vorgeht. Das ist neu! Einem krisenerprobten Banker – Leiter Großkundengeschäft –

sieht man nicht an, was in ihm vorgeht, das wurde ihm in 35 Jahren abgewöhnt. Er strahlte früher Ruhe aus und Lösungskompetenz!« Dieser Mensch war er einmal. Heute knurrt er, wenn ihn etwas ärgert, herausfordert, emotional antreibt. Heute ist er erstaunlicherweise viel mehr bei seiner Emotion und es setzt ihm wirklich zu. Emotionen zu zeigen ist nicht etwas, was diese Generation von Männern ausgezeichnet hat. Aber er stellt sich nicht der Emotion, spricht sie an oder aus, nein er geht – wie gewohnt – in die (scheinbare) Lösung. Autopilot pur! Nur ist dieser heute leider oft rücksichtslos und dominanzbetont. Habe ich früher vieles übersehen? Oder bin ich als gelernte Bankkauffrau »betriebsblind«? So sitze ich und grüble, oft morgens bei einer Kanne Tee, mit Blick in den Garten unseres Hauses und genieße trotzdem den Morgen. Die Blumen, das Grün, die Ruhe – einfach friedlich. Trotz Sorgen, Anspannung, Erschöpfung und Trauer. Ja, ich trauere sehr. Trauer um den Partner, den ich verloren habe, obwohl er noch da ist, scheinbar für Dritte so unverändert ruhig lebt. Aber was ist von ihm noch übrig?

Worum geht es jetzt? Eine offensichtlich ungelöste Frage der Demenzforschung: Was hat die Primarpersönlichkeit mit einer frontotemporalen Demenz zu tun? Ich bin da ratlos und frage mich, was passiert morgen und übermorgen und... tja, wie viele Morgen haben wir noch? Noch in diesem Zustand, der zeigt, dass sich noch vieles verändern wird oder kann. Ich muss mich darauf vorbereiten. Was haben wir gelernt? Richtig, Haltung zu bewahren. Vor allem eine positive innere Haltung, meine ich. Kein Selbstmitleid, sondern Achtsamkeit und Fürsorge.

Meine »Suche nach Resten von ihm«, macht ihm das Leben schwer. Ich habe die Hoffnung, noch eine Spur von ihm zu finden, manchmal gelingt es. Aber die Enttäuschungen sind groß, weil ich mich nicht abfinden kann. Enttäuschung – ich enttäusche mich, soll heißen, ich habe mich getäuscht. Der Verlust ist groß, aber er *ist* der, der er jetzt *ist* und im Herzen *bleibt* er der, der er *war*. Für den Rest der Umwelt ändert sich nichts, denn viele sehen nur die Oberfläche, aber ich bemerke seinen intellektuellen Verfall immer mehr. Und ich spüre seine eigenen Irritationen und Ängste, die sich so eruptiv entladen können. Aber was würde so eine Diagnose mit mir machen? Ich kann die Verzweiflung so gut verstehen, denn eine FTD kann zur Hölle auf Erden werden. Wir erleben gerade die Vorhölle, weil er wohl trotz der vielen Jahre offensichtlich noch ganz am Anfang der Krankheit steht. Mein Mann, ein Mensch, der außer »Männerschnupfen« nie eine Krankheit hatte, erkrankt und leidet an einer FTD und unser für das Alter geplante gemeinsame Leben scheint eine ferne Illusion zu werden. Was bleibt ihm, mir, uns? Er ist oft traurig, aber dann macht er Pläne, formuliert Reiseziele. Mal schauen, was geht! Wir haben Juli 2020, noch gibt es viele Reisebeschränkungen, aus gut nachvollziehbaren Gründen. Aber trotzdem: Aufgeben gibt's nicht! Geht nicht – gibt's nicht! Also Augen zu und durch!

Tägliches Beten hilft! Auf Gott vertrauen hilft! Meine Schutzengel anzusprechen und sich bedanken, dass ich nicht aufgebe. Dankbar zu sein, in dieser Pandemiezeit wenigstens vor Covid-19 verschont zu sein, hilft! Sich täglich zu sagen, dass er nichts für seine Erkrankung und sein Verhalten kann! Sich über lichte Momente freuen! An meine eigene Kraft zu glauben, schließlich habe ich schon einiges erlebt und überlebt! Sich an das Foto von ihm von früher zu erinnern, wo er liebevoll auf unsere Kinder und auf mich schaut. Dieses Bild im Herzen bewahren, wenn es hart kommt und die Verzweiflung mich überkommt. Froh zu sein, ihn zum Neurologen in die Memory-Klinik geschickt zu haben, weil ich mir vieles nicht erklären konnte. Dass ich – leider – recht behalten habe, dass da was mit ihm passiert ist. Ja, ich kann richtig stur sein. Wie schön für ihn und mich, aber es hätte auch gerne ein anderes Ergebnis sein dürfen. Es gibt keine Behandlungstherapie! Zu wissen, dass er für mich immer der sein wird, der er mal war! An unsere Kinder zu denken, und dankbar zu sein, Unterstützung zu haben! Wenn auch meistens nur per Telefon aufgrund der räumlichen Distanz. Dass unsere Kinder vorbeikommen, wenn es hart auf hart geht! Dass ich so viele Menschen kennengelernt habe, die sich auskennen und mir beistehen! Dankbar sein für die aufmunternden, ermutigenden Worte! Froh zu sein, für Lichtstreifen am Horizont! Denn man lernt nie aus, lernt immer dazu.

Die Devise ist raus ins Leben, kein Rückzug! Soll heißen, da er im Fernsehen Kochshows guckt, glaubt er jetzt, ein toller Koch zu sein – ich lass ihn gewähren. Er will in die Küche, einen Ort, wo ich ihn früher nie gefunden hätte, also soll er! Ich rede nicht dagegen, sondern ermutige ihn. Die Ergebnisse? Hoch lebe der Thermomix, denn dort ist alles programmiert oder so beschrieben, dass er jeden Schritt vorgegeben bekommt. Hat er noch vor zwei Jahren über dessen hohe Anschaffungskosten genörgelt, kocht er heute, völlig begeistert, mit mir Marmelade.

Demnächst machen wir gemeinsam ein Kunstprojekt. Schließlich haben wir gefühlt einen Zentner Muscheln im Haus, und jede Menge Sand. Statt Leinwand gibt es Holzplatten! Richtig, die aus dem Zuschnitt im Baumarkt. (Fast) reine Männerarbeit, denn in der Schlange stand dann ich, weil ihm dafür heute die Geduld fehlt.

Unsere Blumenkübel draußen haben jetzt alle Ablauflöcher, frisch gebohrt, und es wird im Haus nicht eine Blume beim Gießen vergessen. Welke Blätter an Rosen werden entfernt, sofort – auch wenn das gemeinsame Essen auf der Terrasse etwas warten muss und sein Essen kalt wird. Mit unserer neuen Espressomaschine kocht er uns jeden Morgen Kaffee, ca. 1,5 Stunden nach dem Frühstückstee, den er täglich früh aufgießt. Wir gehen nur noch selten zum Frühstück, weil er es Zuhause lieber hat. Denn das Frühstück macht er, nach festgelegten Ritualen, z. B. wann es Rührei gibt, auch an welchen Tagen. Wir nehmen uns dafür jeden Morgen zwei bis drei Stunden Zeit, das war vor Jahren nicht im Ansatz denkbar, heute tut es gut. Wenn es zu belastend wird, ziehe ich mich zurück. Wenn es ihm zu nahe geht, weil wir nicht wirklich konfliktfrei leben, zieht er sich zurück.

Ich habe eine Körper-Trauma-Therapeutin für ihn gefunden. Auch er lernt dazu, insbesondere über sich und seine emotionalen Blockaden. Dass ihm für Emotionen die Begriffe fehlen, er keine Worte kennt für das, was in ihm jetzt vorgeht. Und nicht, weil er sie vergessen hätte. Dass er nicht weiß, wo sich das Gefühl im Körper breitmachen kann außer in der Magengegend, wo es zusätzlich noch lokalisierbar sein kann. Völliges Neuland. Und es wird spannend, was die Behandlung in ihm auslöst. Es zeigen sich allererste Erlebnisse, von Ergebnissen ist er noch weit entfernt.

Wir haben vereinbart, dass wir seine Krankheit nicht öffentlich machen, denn dann stirbt er den sozialen Tod. Mir ist es egal, was andere über ihn denken oder wie sie auf ihn reagieren. Denn noch ist der Banker präsent! Ich kann nur irgendwann zu Dritten sagen: ich bitte um Verständnis, mein Mann hat Demenz. Nehmen Sie es nicht persönlich, es kann Sie eines Tages genauso treffen. Dann werde ich ihn in den Arm nehmen und wir würden an Orte gehen, wo wir in Frieden und Ruhe gelassen so leben können, wie wir es brauchen. Es ist nichts, wofür man sich schämen muss oder sollte, es ist ein Teil des Lebens und es werden immer mehr werden, die jung erkranken. Wenn wir Mitte 50 als jung bezeichnen.

Ich bin überzeugt, dass wir eine Chance haben zu lernen, für und durch die an den verschiedenen Formen der Demenz erkrankten Menschen, um uns als Gesunde besser auf ihr Leiden einzustellen und um sie angemessen zu begleiten. Meine Haltung und meine Ethik sagen mir, es gibt immer einen Weg. Und der beginnt eher unvorbereitet und stolpernd, aber so haben wir auch angefangen zu laufen. Langsam, neugierig und Schritt für Schritt.

Anmerkung der Autorin

Der Kontakt zu Frau T. und unsere Beziehung haben sich durch diese schwierige Situation verstärkt. Ich bin dankbar, dass ich ein wenig an ihrem Leben teilhaben kann und staune, wie flexibel und einfühlsam die Ehefrau mit dieser veränderten Situation umgehen kann. Sie bevormundet nicht, sondern lässt geschehen und freut sich über alle Tätigkeiten, die der Partner ausführt, auch wenn deren »Ergebnisse« nicht perfekt sind.

4.9 Frau N.: Geborgenheit und Gottvertrauen[13]

Im Alter von zweieinhalb Jahren erkrankte Frau N. an Kinderlähmung. Die sog. Eiserne Lunge, eines der ersten, um 1920 entwickelten maschinellen Beatmungsgeräte, übernahm ihre Atmung. Trotz ihrer schweren Erkrankung und deren körperlichen und seelischen Begleiterscheinungen erlebte sie in ihrer Kindheit ein positives Grundgefühl der Geborgenheit, in ihrer Familie fühlte sie sich gut aufgehoben. Im Spital erhielt sie genügend Zuwendung, obwohl sie ihre Mutter, wenn diese zu Besuch kam, nur über ein Fenster sehen konnte. Ihre körperlichen Einschränkungen brachten es

---

13 Frau N., Schweizerin, verheiratet, reformiert und zum Zeitpunkt der Abfassung dieses Buches 68 Jahre alt.

mit sich, dass Frau N. jedes Jahr während der Sommerferien in die Reha ging.

Eine enge Beziehung entwickelte sie zur ebenso stark gehbehinderten Großmutter, die ihre Enkelin betend begleitete. Durch die gemeinsame Einschränkung teilten beide das gleiche Tempo und viele Interessen. Die belastenden Folgen ihrer Krankheit erlebte Frau N. als Kind und Jugendliche dank ihrer Mutter zu keinem Zeitpunkt als etwas, was ihr Leben allein bestimmen könnte: Ihre Mutter war es, die die Kompetenzen ihrer Tochter regelmäßig hervorhob und förderte. Wiederholt lobte und motivierte sie Frau N. mit dem Hinweis: »Du kannst so schön singen und wunderbar zeichnen!«.

Mithilfe der einfühlsamen, unverbrüchlichen Zusprache ihrer Mutter gelang es Frau N., selbst in belastenden Situationen in das Gefühl der Geborgenheit einzutauchen, welches sie damals an der Eisernen Lunge erlebt hatte.

Trotz der relativ störungsfreien, wenn auch eingeschränkten Jugendzeit erlitt Frau N. mit 40 Jahren nach mehreren Verlusterlebnissen einen depressiven Einbruch. Sie musste sich professionell begleiten lassen, spürte aber mit der Zeit eine zu starke Abhängigkeit vom Psychologen. Doch dann machte sie eine befreiende, spirituelle Erfahrung. Sie saß auf dem Sofa in ihrem Wohnzimmer und spürte eine bedrohliche dunkle Welle auf sich zukommen, und sie war bereit, diese anzunehmen. Sie griff weder nach ärztlicher Unterstützung noch nach Medikamenten. Voller Vertrauen in Gott war sie bereit, Leben oder Sterben hinzunehmen. Nach der körperlichen Erschütterung fiel der Satz in sie hinein: »Ich kann nicht tiefer fallen als nur in Gottes Hand«. Dieses zutiefst bewegende Erlebnis vor 20 Jahren befreite sie bis heute von weiteren seelischen Nöten.

Raum für Selbstreflexion

Annehmen – Hinnehmen – Vertrauen

Anmerkung der Autorin

Was mich an diesem Lebensweg fasziniert, ist, dass auch eine Eiserne Lunge Geborgenheit geben kann. Die Biografie von Frau N. macht sichtbar, welche wichtige Rolle und Aufgaben ältere Menschen und Großeltern im Leben von jungen Menschen einnehmen können. Mich beeindruckt, dass Frau N. in einer schwierigen psychischen Situation professionelle Unterstützung in Anspruch genommen hat und wie es ihr möglich wurde, gleichzeitig den Selbstheilungskräften Raum zu geben.

4.10 Frau D.: der spirituelle Weg als Reise zum wahren Ich[14]

1985 in der DDR geboren, erlebte ich den Großteil meiner Kindheit und Jugend in einem Umfeld, in dem Religion keine Rolle spielte. In der Grundschule und am Gymnasium besuchte der Großteil meiner Mitschülerinnen und Mitschüler, mich eingeschlossen, den Ethik- und nicht den Religionsunterricht. Auch in der Familie war Religion kein Thema.

Nach dem Abitur entschied ich mich für einen Auslandsaufenthalt in Guatemala. Ich wollte mehr von der Welt sehen und in sozialen Projekten arbeiten. Untergebracht war ich in dem Haus einer Künstlerfamilie. Dort wohnte ich in einem kleinen Zimmer mit Wellblechdach, einen Schrank, einen Tisch ohne Stuhl und ein Bett mit Laken, das mich auch bei Minusgraden wärmen sollte. Wenn es besonders stark regnete, bahnte sich das Wasser einen Weg in mein Zimmer. Das Wasser aus dem Hahn war stets kalt, es sei denn, es war ein langer sonniger Tag und der große Wassertank hatte sich ausreichend aufgeheizt. Auf meinem drei Kilometer langen Weg

---

14 Dr. Juliane Dube, Lehrerin und Wissenschaftlerin, 1985 geboren in der DDR, Mutter von zwei Kindern, seit 2009 wohnhaft im Ruhrgebiet, Agnostikerin.

in die Stadt zu meinem Praktikum im Centro Médico San Miguel und in einer Schule für Straßenkinder sehe ich viel Leid und Armut.

Manchmal besuchte ich sonntags und an großen Feiertagen mit meiner Familie den Gottesdienst. Sie glaubten daran, dass ihr Leben von Gotteswille bestimmt sei und sie es nicht ändern könnten. Was glaube ich, so fragte ich mich?

Tiefe emotionale Erinnerungsspuren haben die vielen Momente mit den Kindern aus dem familiären und beruflichen Umfeld hinterlassen. Spiele mit Steinen und Eisstielen. Aber auch meiner Spanischlehrerin bleibe ich tief verbunden. Sie ist die Erste, die mir von der wachsenden Gewalt in Guatemala berichtete. Jeden Tag lasen wir gemeinsam Zeitung und sprachen über die Ereignisse. Eines Tages kommt sie nicht. Als sie drei Tage später zurückkehrt, berichtet sie von ihrem Schwiegervater, der von Kriminellen mit seinem LKW in eine Straßenfalle gelockt wurde. Sie haben ihn ertränkt, um an seine Warenladung zu kommen. Auch meine Gastfamilie berichtete immer häufiger von gewalttätigen Vorfällen. Ich machte mir zunehmend Sorgen. Ich war hin- und hergerissen zwischen Verantwortung gegenüber der von mir zu pflegenden Kinder und meiner Gastfamilie, der ich immer häufiger auch finanziell unter die Arme griff. Drei Wochen später saß ich im Flugzeug nach Frankfurt am Main, zwei Monate vor Ablauf des geplanten halben Jahres. Bin ich gescheitert?

Die Zeit in Guatemala hat mich tief geprägt. Bis heute bin ich dankbar über eine warme Wohnung und warmes Wasser sowie die Gesundheit und die sozialen Umstände, in denen meine Kinder aufwachsen.

Zurück in Deutschland begann ich ein Lehramtsstudium. Ich beabsichtigte, ebenfalls Teil einer Bewegung zu sein, die Bildung als einen Schlüssel für eine aufgeklärte und friedliche Welt sieht. Ich engagierte mich in verschiedenen Projekten für sozial Schwächere, für alternative Schulkonzepte und für die Rechte von Frauen.

Zunächst nur in einzelnen Situationen und jüngst immer stärker merke ich, wie sich mein Blick auf die Welt im Laufe der Zeit verändert hat. Ich habe eine Haltung gegenüber meinem eigenen Ich entwickelt, zu den eigenen Kräften. In diesem Zuge habe ich gelernt, wie viel Energie wir täglich aufbringen, um uns mit dem, was war und was sein wird, zu beschäftigen. Inzwischen habe ich meine Haltung jedoch ganz nach dem Motto »Das Gestern ist Geschichte, das Morgen nur Gerüchte, doch das

Heute ist die Gegenwart und die zu erleben, ist ein Geschenk« verändert. Zudem habe ich gelernt, die Welt und ihre Menschen so anzunehmen, wie sie sind. Aus einem Pfirsichsamen wächst ein Pfirsichbaum, egal wie sehr ich mir wünsche, dass er später Äpfel oder Orangen trüge. Auch kann ich den Baum weder zwingen zu erblühen noch Früchte zu tragen, ehe die Zeit reif dafür ist. Die Natur nimmt an und lässt los. Da gibt es nur den jetzigen Augenblick und die Entfaltung des Lebens.

Die Reise zu meinem wahren Ich ist für mich der spirituelle Weg und alles, was mich zu mir selbst führt oder mich an mein wahres Wesen erinnert, ist für mich Spiritualität. In dem wahren Sein sind wir das Spirituellste, was es gibt. Dafür braucht es keine besonderen Gemeinschaften, Tempel oder Religionen. Jeder kann sich ihr in seinem Tempo nähern, denn uns alle verbindet sie.

Anmerkung der Autorin

Juliane Dube gehört so wie ich zu einem internationalen Frauennetzwerk. Auf meine Anfrage hin hat sie sich umgehend bereit erklärt, einen Beitrag für dieses Buch zu schreiben. Ihr Text berührt mich, weil er authentisch, persönlich und selbstreflektierend ist und eine Handlungsbereitschaft aufzeigt.

Juliane hat mein Anliegen, das sich mit diesem Buch verbindet, verstanden. Sie unterstützt mich mit ihren Kompetenzen. Mir ist es wichtig, die unterschiedlichsten Beiträge so zu veröffentlichen, dass gelebte Spiritualität in ihrer Vielfalt sichtbar wird.

5 Menschen mit Demenz spirituell begleiten

Raum für Selbstreflexion

Alles wirkliche Leben ist Begegnung.
Martin Buber

Hat es einen Sinn, sich zu bemühen, Menschen mit Demenz spirituell zu begleiten? Es wird hinter vorgehaltener Hand oft behauptet, sie verstünden sowieso nichts und seien nur eine Belastung für unsere Gesellschaft. Ich kann mich in diese Aussage einfühlen, weil der Begriff »Demenz« (lat. dementia) sinngemäß »ohne Geist« heißt und in der Öffentlichkeit so interpretiert und wahrgenommen wird.

In dieser Annahme bzw. Wahrnehmung liegt der Grund, weshalb die Veränderung, die mit einer Demenz einhergeht, einen solchen entwertenden Stellenwert hat. Sie bewirken, dass Menschen, die an Demenz leiden, und deren Angehörigen sich schämen, sich isolieren und soziale Kontakte meiden. Ihr Selbstwertgefühl sinkt oft auf den Nullpunkt.

Können Menschen mit Demenz mit Spiritualität etwas anfangen? Erinnern sie sich an das unfassbare Große, wenn alles so schnell vergessen wird? Ja, es hat einen Sinn, sich zu bemühen, Menschen mit Demenz spirituell zu begleiten, denn nach kurzer Zeit wird das Geben und Nehmen erlebt. Sie verstehen viel mehr als wir denken. Sie sind nicht nur Belastung für unsere Gesellschaft, sondern wir können von ihnen viel lernen. Aus meiner Sicht sind sie Pioniere für eine humanere Gesellschaft. Ich werde in den nachfolgenden Abschnitten über meine persönlichen Erfahrungen berichten, die ich aus eigenem Erleben, Gestalten und Begleiten gewonnen habe.

5.1 Demenz – mehr als »Vergesslichkeit«

Menschen mit Demenz leben im Augenblick, tragen keine Maske, sind authentisch, handeln absichtslos. Sie sind emotional und können Atmosphären, Stimmungen und Schwingungen sensibel wahrnehmen. Es tut gut, bei ihnen zu sein, denn die Entschleunigung ist einzuüben. Sprachlose haben noch viel zu sagen, wenn auch auf eine andere, uns in der Regel weniger vertraute Art und Weise.

Eine einfache, kurze Information, wie der Verlauf der Demenz sich häufig entwickelt, versuche ich weiterzugeben. Der Weg dieser Veränderung ist jedoch stets ein individueller, ihr Verlauf ist bei jedem Betroffenen einzigartig. Die Demenz ist ein Abbau geistiger Funktionen. Alltagskompetenzen gehen mit der Zeit verloren. Es ergeben sich Orientierungsschwierigkeiten und Wortfindungsstörungen. Auch eine Veränderung des Verhaltens und der Person werden sichtbar, dennoch bleiben diese Menschen Persönlichkeiten. Sie verlassen herkömmliche, gewohnte Strukturen, Systeme, Konventionen und überschreiten absichtslos Grenzen. Diese Formen und Haltungen sind von der Umgebung nicht einfach zu akzeptieren und anzunehmen. Menschen mit Demenz äußern ihre Gefühle spontan und wollen nicht verletzen.

Die Demenz ist in unserer Gesellschaft wie ein Schreckgespenst. Im Alltag wird immer wieder die quälende Frage gestellt, werde ich dement oder bin ich es schon, weil ich dazu neige, Namen zu vergessen? Vor allem ältere Menschen beginnen an sich zu zweifeln, wenn sie feststellen, dass sie vergesslich werden.

Wer hat nicht schon einmal sein Portemonnaie vergessen, den Schlüssel verlegt? Wenn einem das Gedächtnis allerdings auffällig oft im Stich lässt und auch bei längerem Nachdenken das Vergessene nicht »zurückgeholt« werden kann, ist bei stärkeren Unsicherheiten ein Arztbesuch ratsam. Solche Untersuchungen sind klärend und beruhigend. Vergesslichkeit bezieht sich auf Dinge, die jedem einmal passieren können. Das ist kein Vorbote einer Demenz.

Menschen mit Demenz vergessen nicht nur Details, sondern ganze Vorgänge und Abläufe. Es fällt ihnen immer schwerer, alltägliche Dinge zu erledigen und sich in ihrem eigentlich bekannten Umfeld zu orientieren. Alltagskompetenzen verblassen. Die erste Phase bis zur Feststellung einer Diagnose ist für alle Beteiligten eine besonders schwierige Zeit. Menschen, die eine beginnende Demenz entwickeln, möchten es nicht wahrhaben, sie schummeln, weichen aus oder verstecken sich hinter fadenscheinigen Aussagen. Sie spüren, dass etwas nicht stimmt und sind nicht bereit, Veränderung anzunehmen. Deshalb können sie sehr aggressiv, nicht der Realität entsprechend reagieren. Diskussionen helfen nicht weiter, sondern verschärfen die Situation. Die einzige Möglichkeit ist zu sagen:»Ah, das siehst du so?«

Das ist für Begleitende eine herausfordernde Situation, ein Prozess, der Zeit und Geduld erfordert, denn sie können das veränderte, belastende Verhalten und viele Handlungsweisen nicht einordnen. Ein Rollentausch ist besonders bei Kindern angesagt. Sie werden nicht mehr bemuttert, sondern übernehmen die Rolle der Eltern. Dieser Prozess benötigt Selbstreflexion, Geduld und eine große Portion Akzeptanz.

Raum zur Selbstreflexion

Der größte Fehler, den man im Leben machen kann, ist, immer Angst zu haben, einen Fehler zu machen.
Elbert Hubbard

5.2 Gelebte Spiritualität im Rahmen von Gottesdiensten

Menschen mit Demenz benötigen wie jeder von uns: körperliche, psychische, geistige, soziale, kulturelle und spirituelle»Nahrung.« Der Mensch ist ein körperliches und geistig-spirituelles Wesen. Brot allein gibt dem Leben weder einen Sinn noch Erfüllung. Wir nehmen uns und die uns Anvertrauten dann ernst, wenn wir alle Bereiche zu befriedigen versuchen oder entsprechende Unterstützung ermöglichen. Jeder kann individuell sich selber Halt und Geborgenheit geben, wenn er bereit ist dazu zu lernen. Die körperliche Dimension dominiert in Pflege und Schulmedizin und wird entsprechend professionell eingeübt. Die Alternative bzw. Komplementärmedizin erweitert das Therapiespektrum, um eine Behandlungsvielfalt anzubieten, die individuell umgesetzt werden kann. Die allgemeine Erkenntnis wächst, dass jede Person, innerhalb bestimmter Grenzen und Bereiche, für sich selbst der beste Arzt ist. Das Zauberwort dabei heißt »sowohl als auch«. Die Medizin wirkt entscheidend bei der Diagnosestellung mit. Eine erfolgreiche Therapie körperlicher und seelischer Erkrankungen beruht einerseits auf wissenschaftlich evaluierten und bewährten Behandlungsmethoden, andererseits auf Selbstheilungskräften, die jeder einzelne selbst zu entdecken und zu fördern hat. Das in sich Hineinhorchen, das eigene Selbst entdecken ist Voraussetzung dafür zu erkennen, was Körper, Geist und Seele benötigen. Angehörige und das sorgende soziale Umfeld und auch Seelsorger können hier unterstützend mitwirken. Dafür bedarf es einer ganzheitlichen Sichtweise, die wirksam einzuüben ist. Konzepte hierfür sollten hilfreiche Anleitungen sein, jedoch nicht einengen.

Menschen mit Demenz wollen wie jeder von uns ernst genommen werden, sich sicher, getragen und geborgen fühlen. Sinnvolle Tätigkeiten stärken ihr Selbstwertgefühl. Durch Erfahrungen der Sinne erhalten sie Lebenssinn. Zweckfreies Spielen schenkt Lebensfreude. Das bewusste Wahrnehmen der spirituellen Dimension gibt im Alltag den Betroffenen und den Begleitenden die Möglichkeit, das Leben in seiner Fülle und Vielfalt zu leben. So sind die Begleitenden auch immer wieder die Beschenkten.

Die gelebte spirituelle Begleitung von Menschen mit Demenz hat dazu geführt, dass ich sog. »Sternstunden« und Gedenkandachten in einer Senioren-Einrichtung gestaltet habe, sowie spirituelle, sinnliche Gottesdienste mit einem Krankenhausseelsorger in einer Stadtkirche.

Gestaltung eines sinnlichen Gottesdienstes in einer Stadtkirche

Ein wesentliches Ziel, gemeinsam mit Menschen mit Demenz, ihren Angehörigen, weiteren Begleitenden und Interessierten Gottesdienst zu feiern, besteht darin, den an Demenz Erkrankten einen Raum in der Öffentlichkeit zu geben, damit sie gesehen, gehört, wertgeschätzt und integriert werden. Dieser Personenkreis hat oft schon in der Jugend eine Bindung zur Religion aufgebaut. Wieder einmal in der Kirche sein zu können, nicht ausgegrenzt zu werden, weil die mit der Demenz verbundenen Verhaltensänderungen die Anwesenden stören könnten, wirkt auf viele wie ein Lebensbrunnen. Das ist die Grundmotivation dafür, sich in dieser Form gemeinsam auf den Weg zu machen. Ein kleines Team legt frühzeitig Datum und Thema fest. Als Rahmenthema eines solchen Gottesdienstes bieten sich z. B. an:

- Alle in einem Boot
- Blütenzauber
- Auf den Flügeln der Musik
- Mit Herz und Hand
- Beschirmt und behütet

Für den Altar wird ein großes Stoffbild zum jeweils ausgewählten Thema gemalt. Ein Liedblatt mit entsprechendem Bild wird als wertschätzendes Element ausgelegt.

Bewährt hat sich für die Gottesdienste folgendes inhaltliches Raster:

- Persönliche Begrüßung an der Türe
- Ein rotes Herzchen aus Schokolade sowie das Liedblatt werden ausgehändigt
- Platzanweisung vornehmen
- Musik zum Ankommen
- Offizielle Begrüßung mit Vorstellen des Teams
- Klangschale ertönt
  - »Der erste Ton verbindet uns untereinander.«

83

- »Der zweite Ton verbindet uns mit denen, die nicht hier sein können.«
- »Der dritte Ton verbindet uns mit denjenigen, die nicht mehr unter uns sind.«
- Alle singen das kurze bekannte Lied »Herzlich willkommen« (▶ Anhang)
- Das »SingNetz« einer örtlichen Grundschule mit ca. 70 Schülern, vorwiegend mit Migrationshintergrund, bereichern das Zusammensein, in dem sie dreimal diszipliniert und mit Freude auftreten. Sie singen fröhliche Lieder mit Bewegung. Das fördert eine belebende, befreiende Stimmung. Für die Schüler ist es ein gemeinschaftsförderndes Erlebnis, sie lernen dadurch besser Deutsch und werden in der Öffentlichkeit gesehen, gehört und erhalten viel Applaus. Kleine Auswahl der Lieder:
  - Wir sind die Kinder dieser Welt
  - My Bonnie is over the ocean
  - Hejo, spann den Wagen an
  - Bunt sind schon die Wälder
  - Alle Vögel sind schon da
- Es folgen Bewegungsimpulse, die dem Thema angepasst sind.
- Einführende Worte zum Rahmenthema folgen.
- Nach den Liedern der Kinder kommt ein spiritueller Impuls mit Klangstäben.
- Nach dem spirituellen Impuls gibt es einen Übergang zu einem klassischen Klavierbeitrag.
- Es folgt unter leiser musikalischer Begleitung die Verteilung wohlriechender Salbe, die auf den Handrücken der Gottesdienstbesucher, auch der Kinder, achtsam aufgetragen wird. Vor Beginn wird erwähnt, dass früher die Könige gesalbt wurden. Es wird spürbar, wie diese Botschaft Tiefenwirkung hat.
- Gemeinsam werden bekannte Lieder gesungen, zu dritt werden die Fürbitten gebetet, das Vater unser und der Segen für alle Anwesenden gespendet.
- Gemeinsam wird die letzte Strophe aus dem Gedicht »Von guten Mächten wunderbar geborgen« gesprochen, das Dietrich Bonhoeffer im Dezember 1944 in nationalsozialistischer Haft verfasste:
  »Von guten Mächten wunderbar geborgen,

erwarten wir getrost, was kommen mag.
Gott ist bei uns am Abend und am Morgen
und ganz gewiss an jedem neuen Tag.«

- Zum Abschluss singen alle:»Diese Stunde geht zu Ende, reicht einander froh die Hände« (▶ Anhang)
- Am Ausgang gibt es eine persönliche Verabschiedung und etwas zum Mitnehmen. Ein gefaltetes Schiff, ein Buchzeichen, eine passende Karte, ein Schmunzelstein und für die Kinder Seifenblasen, Smiley, Schokolade u. a. m.

Werden solche Gottesdienste regelmäßig gefiert, bewirkt das gleichbleibende Raster Vertrautheit, auch wenn jedes Mal ein anderes Thema gewählt wird. Das Miteinander bewirkt, dass alle Sinne angesprochen werden und die Anwesenden mit einem Zeichen der Verbundenheit ermutigt in den oft belastenden Alltag zurückkehren.

Gottesdienste innerhalb einer Senioren-Einrichtung

Senioren-Einrichtungen sowohl in freigemeinnütziger, kirchlicher, staatlicher als auch privater Trägerschaft bemühen sich um das Wohlergehen ihrer Anvertrauten. Sie organisieren regelmäßig gottesdienstliche Veranstaltungen. Ältere Menschen, und besonders Menschen mit Demenz, bedürfen einer anderen Gottesdienstform als die eines herkömmlichen Gemeindegottesdienstes, in dessen Mittelpunkt die Predigt steht.

Stattdessen sind die Sinne und Erinnerungen anzusprechen und wachzurufen. Die begreifbare, erlebte Spiritualität kann durch Geschichten, Gedichte, Bilder oder Gegenstände wie z. B. Schirm, Schuhe, Hut, Brille oder Tiere u. v. a. m. erfolgen. Der Fantasie und Kreativität sind keine Grenzen gesetzt. Werden die Anwesenden mit einbezogen und kommt es zu einem dialogischen Miteinander, hat das besondere Wirkung und stärkt deren Selbstbewusstsein. Auch wenn es noch so quere Gedanken sind. Jeder Beitrag ist wertvoll, jede Äußerung ist wichtig, richtig und wertfrei ernst zu nehmen. Die Kurzform lautet: Mit den Augen sprechen und mit dem Herz verstehen.

Zur frohen Botschaft gehört auch das Dunkle und Schwere, denn älter werden und besonders in einer Einrichtung leben, sind nicht einfach, sondern erfordern innere Schwerstarbeit.

Die Natur, die Jahreszeiten, der Tagesablauf und das Wetter zeigen auf, dass Veränderungen zum Leben gehören. Alles ist und bleibt im Fluss.

Raum für Selbstreflexion

Die einzige Konstante im Leben ist die Veränderung.
Heraklit

In aller Regel streben wir erst dann nach Veränderungen, wenn wir uns von diesen eine Verbesserung unserer Lebenssituation versprechen. Altbewährtes loszulassen fällt uns zumeist schwer, denn das Vertraute gibt uns Halt und Sicherheit. Und doch: Neugier auf Neues ist zu entwickeln, z. B. eine neue Frisur, andere Kleidung, ungewohnte Wege usw. Wir sollten lernen, Neues nicht als Negatives zu sehen, sondern als eine große Chance. Auch das Loslassen können wir üben. Wir können das zum Anlass nehmen, uns innerlich und äußerlich zu »entrümpeln«. Loslassen heißt nicht fallen lassen! Leere Hände sind offen für Neues!

Die Vergangenheit ist vergangen und kann nicht mehr verändert werden. Soll ich mich sorgen und mir belastende Gedanken darüber machen, wie die Zukunft aussehen könnte?

Wer in Veränderungen Chancen sieht und der Vergangenheit nicht nachtrauert, lebt im Hier und Jetzt. Das lerne ich bei Menschen mit Demenz.

Das führt zu seelischer Ausgeglichenheit und fördert die Gesundheit. Solche Sichtweisen gehören zur Frohen Botschaft.

Beobachtung – ein Impuls zum Nachdenken

Der Pfarrer im Talar fragt die Anwesenden, was sich bei ihm verändert habe. Es wird gesucht und geraten: meint er seine Haare, seine Brille, …? Schließlich ruft jemand: »Sie haben kein Beffchen an«. Der Pfarrer erklärt, weshalb er es heute nicht trägt. Damit ist der Einstieg gemacht, um über Amt und Amtstracht zu sprechen und darauf hinzuweisen, dass wir alle, ob jung oder alt, mit oder ohne Behinderung, ein Amt haben. Das ermutigt und macht getrost, den oft so steinigen Weg, mit erhobenem Haupt zu gehen, denn wir alle sind mit Gnade und Barmherzigkeit gekrönt.

»Sternstunden« in einer Senioren-Einrichtung gestalten

Die Gemeinschaft im Rahmen von »Sternstunden« zu pflegen ist deshalb gerade für Menschen in einer Senioren-Einrichtung so wichtig, weil sie ihren Alltag unterbrechen, ihr Miteinander stärken und im Dunkeln helle Sterne aufleuchten können.

Diese Form des gemeinsamen Erlebens hat in der Einrichtung einen persönlichen und familiären Charakter und ermöglicht, dass die teilnehmenden Senioren frühzeitig mitentscheiden und mitwirken können. Auch Mitarbeiter der Einrichtung, insbesondere die Alltagsbegleiter, die speziell ausgebildet sind, sich in die Menschen mit Demenz einzufühlen und diese zu begleiten, wirken mit.

Die »Sternstunde« findet vier Mal im Jahr statt und betont die Jahreszeiten: Frühling, Sommer, Herbst und Winter. Themen sind:

- Leben erwacht
- Licht und Dunkelheit
- Bunt sind schon die Wälder
- Hand und Fuß
- Der Herr ist mein Hirte
- Glaube, Hoffnung, Liebe

Die neue Pflegedienstleitung des freien Trägers, in dessen Einrichtung ich die »Sternstunden« gestaltete, wünschte die Anwesenheit eines Geistlichen und ein biblisches Thema, was ich sehr begrüßte. Gewählt wurde der

Bibelvers:»Der Herr ist mein Hirte«. Frühzeitig wurden an zentralen Orten der Einrichtung auf die»Sternstunden« hingewiesen und die Einladung ausgelegt. Auf dem mit Bezug zum Thema bunt gestalteten Flyer wurde darauf hingewiesen, dass auch Angehörige und Begleitende herzlich mit eingeladen sind.

Bunte Namensschilder wurden gemeinsam angefertigt, damit alle Teilnehmenden mit Namen angesprochen werden können. Der Raum wurde entsprechend vorbereitet. Selbst gebastelte Sterne hängen an der Wand. Die Mitte des Stuhlkreises ist jedes Mal ähnlich gestaltet. Auf pastellfarbigen Tüchern stehen in allen Himmelsrichtungen vier leuchtende, weiße Kerzen in hohen Gläsern. Auch ein Schatzkästchen, das am Ende des Zusammenseins von einer Seniorin der Einrichtung geöffnet wird, ist fester Bestandteil. Sein Inhalt wird an die Teilnehmenden verteilt, so dass jeder eine Erinnerung an die»Sternstunde« mitnehmen kann.

Frühzeitig werden die Namensschilder angesteckt. Der für die Einrichtung zuständige Pfarrer begrüßt die Teilnehmer persönlich an der Türe. Nach der offiziellen Begrüßung ertönt die Klangschale. Alle Anwesenden, insbesondere die Angehörigen, werden mit dem Lied»Herzlich willkommen, herzlich willkommen, herzlich willkommen« willkommen geheißen (▶ Anhang).

Die»Sternstunde« wird mit wenigen Worten erklärt und es folgen kurze, spirituelle Impulse im Dialog, die von gut verständlichen Darstellungen oder passenden Sprichwörtern, die von Anwesenden ergänzt werden, unterbrochen werden. Auch passende Sprichwörter und kleine Gedichte werden von Senioren vorgetragen. Gemeinsam werden die von diesen zuvor ausgesuchten, bekannten Lieder gesungen.

Auch viele Volkslieder haben eine spirituelle Dimension. Gut erkennbar wird diese beispielsweise bei»Alle Vögel sind schon da«: gesungen wird hier von»Heil und Segen« und»Wie sie alle lustig sind, flink und froh sich regen«. Das ermutigt, sich zu bewegen, zu lachen und zu tanzen. Bewegung schmiert die Gelenke und Lachen ist die beste Medizin. Solche Aktivitäten lieben Menschen mit Demenz, denn sie leben auf der emotionalen Ebene. Darin ähneln sie Kindern, und doch sind und bleiben sie Erwachsen: sie brauchen weder Erziehung noch Reglementierung! Sie verhalten sich frei von allen Systemen, Strukturen und Konventionen.

Dieses kleine Lied (▶ Anhang) ist besonders beliebt:

Licht vom Himmel,
Licht für mein Herz
Licht für alle Menschen
Licht auf meinem Weg.

Das mit Bewegung Gesungene erfreut, weil bei »Licht auf meinem Weg« ein fröhliches Stampfen mit den Füßen möglich ist. Durch den körperlichen und emotionalen Ausdruck wird der Innendruck geringer und die Last des Älterwerdens und in einer Einrichtung zu leben, wird für den Augenblick gemildert. »Älterwerden ist nichts für Feiglinge«, heißt ein Buch, das der 2014 verstorbene Schauspieler und Entertainer Joachim Fuchsberger verfasst hat. Implodieren kann lähmend sein und krankmachen, deshalb lieber explodieren, das heißt sich einen Ausdruck verleihen. Das entlastet, entspannt, gibt neuen Lebensmut und tut gut.

Auch das Gedicht Dietrich Bonhoeffers »Von guten Mächten wunderbar geborgen« erhält seinen Platz in der »Sternstunde«. Die Fürbitte, gesprochen von Mitarbeitern, das »Vater unser« und der vom Pfarrer gespendete Segen runden nach einem Dankeswort an alle Beteiligten und Anwesenden das Zusammensein ab.

Sternstunden

»Sternstunde« zum Thema »Der Herr ist mein Hirte«
Stellt man das Thema »Der Herr ist mein Hirte« in den Mittelpunkt einer »Sternstunde«, stehen zwei Schäfchen in der Mitte des Raumes. Ein Mitarbeiter verkleidet sich als Hirte mit Schlapphut und Stab. In seinen Arm schmiegt sich ein kuscheliges, ausgestopftes Lamm, das später die Runde machte und von allen Teilnehmenden gestreichelt und liebkost wird.

»Sternstunde« zum Thema »Leben erwacht«
Beim Thema »Leben erwacht« steht ein bunter Tulpenstrauß in der Mitte des Raumes. Den Teilnehmenden werden Schalen mit Erde gezeigt, die diese häufig berühren und anfassen. Erinnerungen tauchen auf, Verstummte finden Worte. Tulpenzwiebeln werden in die Erde

gelegt. Auf den Stationen wird das Gepflanzte weiter versorgt und gepflegt. Die Teilnehmenden der »Sternstunde« suchen bunte Tücher aus, die so zusammengeknüllt werden, dass sie in den Händen verschwinden. Die beiden Daumen, die nach oben zeigen, öffnen sich ganz, ganz langsam. Es entfaltet sich eine bunte Blüte, die mit staunender Begeisterung wahrgenommen wird.

»Sternstunde« zum Thema »Glaube, Hoffnung, Liebe«
Als ich eine »Sternstunde« zum Thema »Glaube, Hoffnung, Liebe« planen sollte, bekam ich Schwierigkeiten. Wie kann ich Glauben darstellen? Für Hoffnung und besonders Liebe hatte ich genug Ideen. In meiner Hilflosigkeit fragte ich eine Bewohnerin mit Demenz. Sie guckte mich an und sagte: »Ja, das ist schwer«. Ratlos saßen wir uns gegenüber. Ihre Mimik veränderte sich, ich wurde neugierig, was wohl passiert. Sie stammelte das Wort »Dürer« und imitierte die Gestik von Albrecht Dürers Bild der betenden Hände. Ich bedankte mich bei der Dame herzlich, suchte im Internet eine passende gemeinfreie Reproduktion des über 500 Jahre alten Bildes, vervielfältigte und laminierte diese. Im Anschluss an die »Sternstunde« wurde das Bild allen Teilnehmenden als Erinnerung mit dem Text verteilt:

In Gottes ewige Hände leg'
ich Freude und auch Leid,
den Anfang und das Ende,
er gibt uns stets Geleit.

Ökumenischer Gedenkgottesdienst für Verstorbene

Sterben, Tod und Trauer gehören zum Leben und haben einen besonderen Bezug zur Spiritualität. Ich möchte mich an dieser Stelle nicht mit diesem Thema vertiefend beschäftigen, sondern lediglich einen Ökumenischen Gedenkgottesdienst beschreiben, in dem der verstorbenen Senioren eines Alten- oder Pflegeheimes gedacht wird, um Sie als Leserinnen und Leser zu ermutigen, mit Fantasie individuell Ähnliches anzubieten bzw. zu initiieren.

Sterben und Tod sind Teil des Alltags in Einrichtungen betagter Menschen. Zumeist schon bei der Aufnahme ziehen Menschen mit starken Einschränkungen in eine Senioren-Einrichtung, da zu diesem Zeitpunkt eine adäquate Versorgung im häuslichen Bereich in aller Regel nicht mehr möglich ist.

Die tägliche soziale und gesundheitliche Betreuung und Versorgung von pflegebedürftigen älteren Menschen stellen an alle Mitarbeiter der Einrichtung besondere Herausforderungen. Diese zu gestalten, erfordert eine multiprofessionelle Zusammenarbeit, in die unterschiedliche Berufsgruppen eingebunden werden: Pflege, Hauswirtschaft, Einrichtungsleitung, Hausdienst, Seelsorge, Ärzte, Verwaltung – alle sitzen im gleichen Boot. Ein Ökumenischer Gottesdienst eröffnet vor diesem Hintergrund einen würdigen, besonderen Raum, weil er im gemeinsamen Bedenken von Leben und Tod Gemeinschaft herstellt, Erinnerungen an die im vergangenen Jahr Verstorbenen weckt, eine würdevolle Verabschiedung von diesen ermöglicht und für die Gottesdienstteilnehmer gleichzeitig ein Auftanken und Ermutigung sein kann.

Gestaltung, Schmuck und Materialien

Mit Tannenzweigen und roten Rosen ist der Raum geschmückt. Eine Rose liegt auf dem Rednerpult, eine andere auf einem altarähnlichen Tisch mit Kruzifix und zwei großen weißen Kerzen. Die Osterkerze von der nahen Kirche hat einen zentralen Platz, daneben steht eine große, metallene, flache mit Sand gefüllte Schale. Auf dem breiten Rand stehen die Teelichter, für jeden Verstobenen eines. Im Hintergrund hängen mit Namen versehene kleine Seidentücher, die mit viel Liebe und Zeitaufwand von den Senioren gestaltet wurden. Der Titel ist:»Lebenswege«. Die Angehörigen können ihr beschriftetes Tuch zur Erinnerung mitnehmen.

Einmal wurden für einen solchen Gedenkgottesdienst unterschiedlich bemalte Herzen aus Styropor vorbereitet. Als ich einen kleinen Jungen fragte, weshalb er mit dabei sei, sagte er umgehend, sein Urgroßvater sei gestorben, zeigte mit dem Finger auf das rote Herz und sagte, das gehöre ihm. Ich freue mich, dass auch Kinder willkommen und mit dabei sind. Verzierte Kerzen mit Namen, die von Mitarbeitern der Einrichtung gestaltet werden, können eine gute Alternative zu den oben genannten Seidentüchern darstellen.

Zum Ablauf des Gottesdienstes

Nach der offiziellen Begrüßung der Gottesdienstteilnehmenden durch die Geschäftsführerin ertönt die Klangschale. Die beiden evangelischen und katholischen Geistlichen teilen sich Liturgie und Predigt auf. Mit Klavierbegleitung wird gesungen. Im Mittelpunkt stehen die Menschen, die nicht mehr unter uns sind. Die Einrichtungsleiterin liest in chronologischer Reihenfolge des Todesdatums die Namen der Verstorbenen vor. Nach jedem fünften Namen gibt es einen gemeinsamen Gebetsruf. Zwei Mitarbeiter zünden im Wechsel die Teelichter, die an die Verstorbenen erinnern, an der Osterkerze an und stellen diese auf die mit Sand gefüllte Schale. Andere Mitarbeiter beteiligen sich an der Fürbitte oder lesen im Wechsel ein tröstendes Gedicht. Der Segen wird von beiden Geistlichen gemeinsam gesprochen. Die Einladung zum gemeinsamen Kaffeetrinken erfolgt.

Anschließendes Beisammensein

Zwei Mitarbeiter tragen die Schale mit den brennenden Teelichtern in den zum Kaffeetrinken vorbereiteten Raum und stellen sie dort auf einen kleinen Tisch, damit sie inmitten der versammelten Gemeinschaft weiterleuchten. Die Anwesenden folgen dabei den Trägern aus dem Gottesdienstraum.

Die Tische stehen in Hufeisenform und sind mit weißen Tischtüchern gedeckt und mit Blumen oder Pflanzen wie z. B. Efeuranken und weißen brennenden Kerzen geschmückt, was dem Raum eine besondere festliche Atmosphäre verleiht. Auf den Tischen werden unterschiedliche Kuchen angeboten: Zuckerkuchen, gedeckter Apfel-, Streusel- und/oder Kirschkuchen.

Angehörige der Verstorbenen, Senioren und Mitarbeiter der Einrichtung sitzen zusammen an den Tischen. Es kommt zu gemeinsamen Erinnerungsgesprächen. Dankbarkeit der Anwesenden, dem gemeinsamen Innehalten und Gedenken der Verstorbenen einen Raum zu schaffen, wird hör- und spürbar. Das Zusammensein klingt mit einer gegenseitigen Ermutigung aus.

5.3 Praktische einsetzbare Rituale

Rituale sind durch Tradition und Brauchtum festgelegte Formen, die nach vorgeschriebenen und zugleich häufig ungeschriebenen Regeln ablaufen und das Handeln sowohl von Gruppen als auch von Einzelnen strukturieren. Rituale sind Handlungen mit hohem Symbolgehalt. Das Symbol bildet dabei die kleinste Einheit eines Rituals. Viele Rituale geben Geborgenheit, Schutz, Sicherheit, Orientierungshilfen, sie wirken einheitsstiftend und dadurch gemeinschaftsfördernd. Ein Ritual kann religiöser oder weltlicher Art sein.

Nur mit wenigen Sätzen versuche ich die Vielfalt der Rituale aufzuzeigen. Für mich ist es sinnvoller, ganz praktische Hinweise zu geben, die meinem Umfeld – Menschen mit Demenz eingeschlossen – und auch mir selber Geborgenheit, Halt, Kraft und Lebensqualität schenken.

Rituale sind für Menschen mit Demenz spirituelle Nahrung und sollten wiederkehrend eingesetzt werden. Der Ritus ist die Mitte, das Herz der Religion. Für weltliche Gemeinschaften lässt sich ein solcher Zusammenhang angeblich nicht feststellen.

Es gibt eine Vielzahl von Ritualen:

- Lebenszyklische Rituale: Geburt, Geburtstag, Hochzeit u. a. m.
- Weltliche Rituale: Siegerehrung, Auszeichnungen u. a. m.
- Jahreszeitliche Rituale: Frühling, Sommer, Herbst, Winter

- Tageszeitliche Rituale: Morgen, Mittag, Abend, Nacht, Essenszeiten
- Religiöse Rituale: Gottesdienst, Taufe, Konfirmation, Kommunion u. a. m.
- Grüßen ist auch ein Ritual.

Gibt es einfache spirituelle Angebote, die eingeübt werden können? Ich suche und finde immer mehr Formen, die Halt und Kraft geben und mitwirken, Einsamkeit zu überwinden. Die Hand, die ich immer bei mir habe, ist eine wunderbare Eselsbrücke. Je länger ich mich kreativ, spielerisch mit dem Thema Spiritualität beschäftige, desto mehr ergeben sich weitere einsatzbare Rituale, die individuell umgesetzt werden können. Vor langer Zeit erhielt ich in einer Seniorenfreizeit durch Teilnehmende die erste Anregung. Die Andachten hatten das Thema:»Der - Herr - ist - mein - Hirte.« Werden die fünf Worte nacheinander besonders betont, nachdrücklich ausgesprochen, entsteht eine Form der Auslegung, die auch Anwesende mitgestalten können.

Das im Allgemeinen gutbekannte Gedicht Dietrich Bonhoeffers»Von - guten - Mächten - wunderbar - geborgen« setze ich persönlich immer wieder gerne im Rahmen von Andachten und Gottesdiensten ein. Diese Worte sind über alle Religionen und Konfessionen hinweg gültig, von ihnen geht eine Wirkkraft aus, die Menschen in jeder Lebenssituation und in jedem Lebensalter unterstützen kann: Ich bin nie allein, sondern von guten Mächten wunderbar geborgen, gleich, wie belastet ich mich fühle.

Ein weiteres Wort Dietrich Bonhoeffers, das ich immer wieder zitiere, lautet»bei dir ist das Licht«. Die vollständige Zeile des Gedichts»Gott, zu dir rufe ich« beginnt mit»In mir ist es finster, aber ...«. Es ist wichtig, zu seinen Gefühlen zu stehen und das Schwere nicht zu verdrängen.

Franz Müntefering, ehemaliger Abgeordneter des Deutschen Bundestages, Bundesminister und Vizekanzler und seit 2015 Vorsitzender der Bundesgemeinschaft der Seniorenorganisationen (BAGSO), gibt seinen Mitmenschen in seinem 2019 erschienenen Buch»Unterwegs. Älterwerden in dieser Zeit« drei»L« auf ihren Weg mit: Laufen – Lernen – Lachen. Ich füge noch zwei»L« hinzu: Loben – Lieben. Diese fünf»L« können mir im Alltag dabei helfen, die Frage zu beantworten, wie ich mein eigenes Älterwerden gestalten möchte. Beachte ich die fünf»L«? Nehme ich diese nur in den Mund oder beginne ich, sie auch tatsächlich zu leben?

Ein Leben und Kraft spendendes Wort mit fünf Buchstaben: D - A - N - K - E. Wer denkt, dankt, tankt Energie. Durch das Danken bekomme ich Energie auf dem oft steinigen Weg, um vertrauensvoll weiter zu gehen. Häufig sind es die scheinbar einfachen Worte und Redewendungen, die existenzielle Erfahrungen, seit Menschengedenken gültig, kurz und bündig auf den Punkt bringen:»Schön, dass es mich gibt, schön, dass es dich gibt, schön, dass es uns gibt!« Es ist wichtig, zuerst für sich zu sorgen.

5.4   Berührungen, die als Kraftspender wirken

Ich male beim Besuchsdienst auf den Rücken der Senioren, wenn ihre Stimmung bedrückend ist, eine liegende Acht und frage diese, was für ein Zeichen, ein Symbol sie spüren und wie lange ich das machen darf. Wenn das Wort»unendlich« gefunden und ausgesprochen wird, höre ich auf und lege meine flache Hand spürbar auf den Rücken der Senioren und sage:»Sie sind unendlich geliebt.« Habe ich einen Mann vor mir, schließe ich den Nachsatz an:»nicht von mir«. Dies mündet fast immer darin, dass wir zusammen lachen und sich die Stimmung aufhellt.

Eine Form, die auch guttut, ist, sich selbst zu umarmen. Die rechte Hand links auf das Herz und die linke Hand auf die rechte Schulter legen und sich hin und her wiegen. Gute Gedanken oder einfach Dasein fördern eine wohltuende, lebendige Haltung, die Kraft und Lebensfreude gibt.

Wissenschaftlich ist bewiesen, wer seinen Ellbogen auf den Tisch stellt und die Mundwinkel mit Daumen und Zeigefinger ein gewisse Zeit nach oben schiebt, bekommt eine Hormonausschüttung, die belebt und die Stimmung erhellt.

Wie kann ich mir in schwierigen Situationen selbst Halt geben?

Die Hände spreizen, die Handinnenflächen nach außen kehren. Die Daumenkuppen stehen mit kleinem Abstand neben einander. Der eine

95

Daumen wird in die Öffnung zwischen Daumen und Zeigefinger geschoben. Die restlichen vier Finger halten den Daumen fest. Auf der anderen Seite wird das gleiche gemacht. Die Handrücken sehen nach oben. Es entsteht ein Kreis. Je stärker ich die Daumen drücke, desto mehr spüre ich die Verbundenheit. Ich gebe mir selbst Halt.

Handschmeichler in den verschiedensten Formen und Materialien können in schwierigen Situationen Kraft spenden. Ich habe es während einer eigenen Krankheitszeit selbst erlebt. Solche unterstützenden Gegenstände sollten frühzeitig ausgesucht werden. Jeder Mensch hat dabei ein anderes Bedürfnis. Bei einer Sterbebegleitung habe ich selbst erlebt, wie die Dame kleine weiche Stofftierchen fest in den Händen gehalten hat. Dadurch wurde die Situation gemildert.

Jede Lebenssituation hat ihren Wert und ist sinnvoll. Auch Menschen, die nicht mehr sprechen, haben auf eine andere Art noch viel zu sagen. Sie können durch ihren Zustand auf die eigene Endlichkeit hinweisen und ermutigen, Vorkehrungen zu treffen, die sonst auf die lange Bank geschoben werden.

Summen und Singen können Wunder wirken.

Wie schnell neigen wir zu der Aussage, die- oder derjenige Mensch werde immer »weniger«, immer »schwächer«, ihr oder sein Dasein sei nicht mehr »lebenswert«, das verbliebene Leben nur eine »Belastung«. Meine Sichtweise auf Menschen, deren Gesundheit und Kraft immer stärker abnimmt, ist eine andere: In ihrer Schwäche wachsen ihnen Flügel, damit sie davonfliegen können. Eine solche Sichtweise gehört zum Blickrichtungswechsel. Vermeiden wir es, das Schwere noch schwerer zu machen, bemühen wir uns stattdessen, Leichtigkeit einzuüben und das Besondere zu entdecken. Eine Medaille hat stets zwei Seiten. Welcher Seite gebe ich Raum?

Eine weitere Übung, die stärkt

Eine andere Form, einander emotional und wertschätzend zu begegnen, ist den Vornamen in unterschiedlichen Tönen und Rhythmen zu singen. Es macht Spaß, es wird gelacht, jeder wird gesehen, steht einen Moment im Mittelpunkt. Das Selbstbewusstsein wird gestärkt, die Fantasie angeregt.

Gebete und Segensworte sind Rituale, die ich nur kurz erwähne. Es gehört zur ganzheitlichen Pflege, dass Menschen, die in traditionellen Formen aufgewachsen sind, Unterstützung erhalten, um das in ihrer Kindheit und Jugend Erfahrene und Verinnerlichte zu bewahren oder zumindest nicht ganz zu verlieren. Gebete oder das tägliche Losungswort, das evangelische Christen verbindet, lassen sich vorlesen. Für vieles, z. B. auch das Gebet des Rosenkranzes, lässt sich unterstützend auf professionell erstelltes Audiomaterial zurückgreifen.

Wer nicht bereit oder in der Lage ist, spirituelle Bedürfnisse älterer, dem Lebensende nahestehender Menschen zu stillen, sollte für einen Ersatz sorgen. Als ich dies in einem Workshop erwähne, meldet sich ein junger Mann und wirft ein: »Mit der Kirche habe ich nichts am Hut«. Es geht hierbei jedoch nicht um die Kirche, sondern darum, existenzielle Bedürfnisse zu erkennen und Wünsche zu erfüllen. Es mag drastisch klingen, trifft jedoch den Kern: Wer sich den spirituellen Bedürfnissen schwerkranker Menschen verweigert und an seiner Stelle keinen Ersatz ermöglicht, begibt sich in den Bereich der unterlassenen Hilfestellung.

Vieles könnte noch erwähnt werden. Ich runde diesen Abschnitt mit der Klangschale ab, die immer wieder neu dazu beitragen kann, Gemeinschaft zu stiften:

Der erste Klang verbindet uns untereinander.
Der zweite Klang verbindet uns mit denen, die nicht hier sein können.
Der dritte Klang verbindet uns mit denjenigen, die nicht mehr unter uns sind.

Klangarbeit – eine besondere Form nonverbaler Kommunikation

Der Einsatz von Klangschalen eröffnet sehr schöne Formen nonverbaler Kommunikation. Die Arbeit mit Klängen lässt sich gerade bei Menschen, mit denen wir nicht mehr verbal kommunizieren können, wirkungsvoll einsetzen. Hierfür gibt es unterschiedlichste Gründe bzw. Krankheitsbilder.

Bei Menschen mit Demenz ist es auf jeden Fall ein guter Einstieg, die Klangschalen sprechen zu lassen, damit Vertrauen in die Methode ermöglicht wird. Außerdem kann so eine bessere Verbindung mit dem Therapeuten oder Begleiter aufgebaut werden. Wir machen uns bei der Methode das Gesetz der Resonanz zunutze. Durch eine gezielte Anschlagtechnik gehen die Klangschwingungen mit der Person, die diese empfängt, in Resonanz. So können z. b. Stimmung und Sympathien nonverbal über die Klangfarbe, die sich ausbreitet, dem Menschen mit Demenz mitgeteilt werden. Der Klang der Klangschalen ist nicht manipulierbar, er schwingt unverfälscht und »ehrlich« in den Raum. Auch umgekehrt funktioniert dies bei der Klangarbeit.

Die Beobachtung des Atemrhythmus gibt Aufschluss darüber, wie es meinem Gegenüber geht. Atmet die Person ruhig und entspannt und kann der Wahrnehmungsförderung gut folgen, sind die anwesenden Personen im Raum im Einklang, mit sich und der Umwelt.

Eine innere präsente Haltung zu haben ist wichtig für die Arbeit mit Menschen mit Demenz, auch für einen selber, um sich gut abzugrenzen, nicht zu werten, sich zurückzunehmen, nicht immer gleich reagierend vielleicht erst mal auf seinen Atem sich zu konzentrieren, bei sich zu sein.

Da die Klangschalen durch die Schwingungen unseren Körper massieren und zu uns nonverbal sprechen, ist es besonders wichtig, dass wir eine gute fundierte Ausbildung in der Methode der Klangmassage durch erfahrene Klangpädagoginnen und -pädagogen erhalten und den Menschen auf Augenhöhe begegnen. Ein Mensch mit Demenz ist Experte seines Lebens: er selbst weiß, was ihm guttut oder was nicht. Das bildet eine wesentliche Grundlage der mit ihm praktizierten Klangarbeit.

Wer erlebt, wie die Augen von Menschen leuchten, die wir mit Klangarbeit berühren dürfen, wird die Freude, die in uns dabei entsteht, nachempfinden können. Gerade bei Menschen mit Demenz, die in besonderer Weise im Hier und Jetzt leben. Wer kann das schon immer von sich selbst sagen.

(Autorinnen dieses Textes: Birgitt Wiesendt (Hagen) und Desiree Kanoune (Dortmund), weiterführende Informationen zur Klangarbeit z. B. unter www.klangperspektiven.com)

6 Spirituelle Projekte in der Praxis

6.1 Das Institut Neumünster – Spiritualität, mitten im (Pflege-)Alltag[15]

Das Institut Neumünster ist ein interdisziplinäres Kompetenzzentrum für Lebensqualität im Alter und Teil der Stiftung Diakoniewerk Neumünster – Schweizerische Pflegerinnenschule in Zollikerberg bei Zürich. Es orientiert sich an einem ganzheitlichen Menschenbild, das körperliche, emotionale, soziale, kulturelle und spirituelle Aspekte gleichermaßen berücksichtigt. Wie zeigt sich Spiritualität in Begegnungen mit kranken und pflegebedürftigen Menschen? Wie kann sie im Rahmen der routinierten Abläufe von Pflege und Medizin auf individuelle, einfühlsame Weise mit einbezogen werden? Wie hilft sie Menschen im hohen Alter, insbesondere auch Menschen mit Demenz, ihren Alltag zu gestalten und altersspezifische Verluste und Grenzen auszuhalten? Über solche Fragen lohnt es sich, nachzudenken und miteinander ins Gespräch zu kommen, in zwischenmenschlichen Begegnungen, auf einem Spaziergang durch den Park, im Austausch im Team, in Weiterbildungen.

---

15 Autorin dieses Abschnitts: Franzisca Pilgram-Frühauf, Fachverantwortliche für Spiritualität & Lebenssinn des Instituts Neumünster, www.institut-neumuenster.ch; vgl. auch die von ihr verfassten Bücher im Abschnitt »Empfohlene Literatur zur Vertiefung«.

Spiritualität bewegt

Spiritualität leitet sich vom lateinischen Wort spiritus ab, das im Deutschen etwa den Wörtern »Wind« und »Luftzug«, »Hauch«, »Atem« und auch »Geist« entspricht. Der Begriff der Spiritualität hat also vor dem Hintergrund seiner Wortgeschichte ganz grundsätzlich etwas mit der Dynamik des Lebens zu tun, mit einem Bewegt- und Beseelt-Sein, mit dem, was hilft, auf seinem Lebensweg voranzuschreiten und auch schwierige Situationen zu bewältigen. Spiritualität verstanden als Dynamik hat mit den existenziellen Grundfragen zu tun: Woher komme ich? Wohin gehe ich? Und wer bin ich und wozu bin ich da? Solche Fragen halten in Atem – nicht erst im Alter. In der Konfrontation mit der eigenen Verletzlichkeit und Vergänglichkeit können sie aber in besonderer Weise aufbrechen.

Unter der Bezeichnung Spiritual Care ist in den letzten Jahren ein Aufgaben- und Forschungsbereich gewachsen, dem im Kontext von Gesundheit und Medizin zunehmend Beachtung geschenkt wird. Beteiligt sind alle, vom Pflegepersonal bis zum hauswirtschaftlichen Dienst, von den ehrenamtlichen Helferinnen und Helfern bis zum Arzt oder zur Seelsorgerin. Im Mittelpunkt der gemeinsamen Sorge steht der einzelne Mensch mit seiner je spezifischen Herkunft, mit seinen spirituellen Bedürfnissen und Anliegen, mit seinem Beitrag zur Gemeinschaft und mit dem, was sein Leben inspiriert.

Spiritualität wahrnehmen

Um für die vielfältigen Hinweise einer persönlichen Spiritualität zu sensibilisieren, wurde das Instrument NASCA (Neumünster Assessment für Spiritual Care im Alter) entwickelt, das insbesondere auch bei der Betreuung von Menschen mit Demenz tragfähig ist. Es geht von dem aus, was Menschen mitten im Alltag von ihrer Spiritualität zeigen: von dem, was sie trägt, und dem, was sie belastet. Die Leitfragen sind nicht als Vorlage für ein Interview gedacht, sondern bleiben zumeist unausgesprochen. Sie dienen Pflegenden und Begleitenden als Wahrnehmungsstütze, um den eigenen Blick für die spirituelle Dimension zu schärfen. Zum Beispiel:

- Geborgenheit: Bei und mit wem fühlt sich die Person wohl und aufgehoben? In welcher Situation fühlt sie sich geborgen? In der Natur, in einer Gruppe, für sich?
- Hoffnung: Gibt es Lieder, religiöse Texte, Gedichte, Gebete, die vertraut und bedeutsam sind und in schwierigen Situationen Trost und Hoffnung vermitteln? Woran ist das zu erkennen?
- Sinn: Worauf legt die Person besonderen Wert? Auf ein gepflegtes Aussehen, Geselligkeit, darauf, etwas für andere tun zu können? Welche sinnlichen Erfahrungen genießt die Person besonders?

Mit NASCA wird bewusst ein möglichst niederschwelliger Zugang gewählt, der zeigt, dass die Wahrnehmung der spirituellen Bedürfnisse ein erster wichtiger Schritt ist und dass scheinbar kleine Veränderungen im Pflegealltag Großes bewirken können. Spiritual Care gestaltet sich so als Prozess, in dem Pflegende die spirituellen Bedürfnisse eines Menschen kontinuierlich beobachten und mit entsprechenden Maßnahmen behutsam unterstützen. Auf eine Bewohnerin, die weint, reagiert die Pflege nicht nur mit einer verbesserten Schmerzkontrolle. Sie bietet auch Spaziergänge mit der Bezugsperson an, koordiniert die Besuche der Angehörigen, bittet die Frau um Mithilfe bei der Blumenpflege, ermöglicht eine regelmäßige Teilnahme an den Gottesdiensten oder führt das gemeinschaftliche Ritual eines Abendliedes ein, etc. Solche Maßnahmen beleben nicht nur den Alltag pflegebedürftiger Menschen, sondern vertiefen auch die Pflegebeziehungen und die Kultur, die eine Institution ausmacht. Die Wahrnehmung der spirituellen Dimension kommt allen zu Gute.

Den Alltag durchlässig machen

Eindrückliche Beschreibungen dessen, was Spiritualität im Rahmen von Spiritual Care bedeuten kann, habe ich zum einen von Pflegenden erhalten. Es sind Stimmen zu einem an den Sinnen orientierten, Sinn gebenden Spiritualitätsbegriff: »Spiritual Care sensibilisiert in Bezug auf verschiedene Ausdrucksformen alltäglicher Spiritualität: auf Hinweise, die in der täglichen Routine oft untergehen.« »Die Aufgabe der Spiritual Care stärkt auch den Austausch in unserem Team.« »Die Auseinandersetzung mit Spiritualität macht frei, nicht zu urteilen.«»Spiritualität führt über mich hinaus – und doch bin ich wieder mitten im Alltag gelandet.«

Ähnlich gelingt es zum andern auch Dichterinnen und Dichtern aller Zeiten, Spiritualität zum Ausdruck zu bringen. Gedichte und philosophische Zitate, wie wir sie auf einem Rundgang im Park, zwischen Spital und Pflegeheim und Alterswohnungen, zum Lesen anbieten, sind prägnant durch ihre Offenheit. Sie regen dazu an, immer wieder über den eigenen Horizont hinauszuschauen, sich selbst und anderen neu zu begegnen – und daran zu glauben, dass aus einem Halbmond Vollmond werden kann, wie es im berühmten »Abendlied« von Matthias Claudius heißt:»Seht ihr den Mond dort stehen, er ist nur halb zu sehen und ist doch rund und schön?« So können Texte aus dem kulturellen und religiösen Erfahrungsschatz der Menschheit, uralte Psalmen oder neue Lieder, Sprachhilfen in der eigenen Sprachlosigkeit werden. Solche Texte helfen, das Nicht-Verstehen und das Schweigen auszuhalten, Hoffnung keimen zu lassen und zu einer eigenen Sprache zurückzufinden. Miteinander können wir fragen, welche Worte uns existenziell ansprechen.

Poetische Texte machen uns aufmerksam für die Bilder und Symbole, die uns umgeben, hellhörig für all die eigenen und fremden Erzählungen, die uns im Alltag auf die eine oder andere Art begegnen, vielleicht Leerstellen oder Ungereimtheiten enthalten, aber gerade so auch Raum öffnen für spirituelle Erfahrungen, Experimentierfreude und überraschende »Blickrichtungswechsel«.

6.2 Kreuzeskirche in Essen – Eine Vision wird Wirklichkeit[16]

Am Anfang stand eine weitreichende Vision, die lautete: Die Kreuzeskirche, die 1896 als Arbeiterkirche von August Orth erbaut wurde, 1943

---

16 Autor dieses Abschnitts: Pfarrer Steffen Hunder (D-45141 Essen)

Brandbomben zum Opfer fiel, 1953 schlicht wieder aufgebaut war und seit 1987 unter Denkmalschutz steht, sollte sowohl als bedeutendes historisches Gebäude erhalten als auch zu einem Ort der Begegnung und des Dialogs von Gesellschaft und Kirche, Kultur und Glaube, Wissenschaft und Theologie entwickelt werden.

Im Juni 1996 wurde zu diesem Zweck der »Bauverein Kreuzeskirche e. V.« gegründet, dem die Sanierung des Kirchturms gelang. Außerdem wurde 1996 das Forum Kreuzeskirche gegründet, um die kulturelle Arbeit finanziell und inhaltlich zu tragen.

2013 veräußerte die Altstadt-Gemeinde das Kirchengebäude zu einem symbolischen Preis an den Essener Bauunternehmer Rainer Alt, der die Kirche umgestaltete und renovierte, um sie an die Altstadt-Gemeinde mit dem Forum Kreuzeskirche e. V. und den Unternehmer und Kulturförderer Reinhard Wiesemann langfristig zu vermieten. Letzterer investierte 1,5 Millionen Euro für die Innensanierung der Kirche.

Die Wiedereröffnung der Kreuzeskirche wurde am 1. Advent 2014 mit einem Festgottesdienst gefeiert. Unter dem Motto: »Zu Gast bei Kirche sein« ist die Kreuzeskirche mittlerweile zu einem vitalen Zentrum des kulturellen und wirtschaftlichen Lebens, der Begegnung, des Dialogs und des Glaubens in der nördlichen Essener Innenstadt geworden. Das ist für die Essener Christen und Bürgergemeinde eine große Freude.

Ein Höhepunkt sind die Rizzi-POP-Art-Kirchenfenster. Sie wurden am 28. August 2016 in der Kreuzeskirche mit einem Festgottesdienst eingeweiht.

6.3 Das Projekt demenz.begeistert – Wohlbefinden für Menschen mit Demenz durch gelebte Spiritualität[17]

Wir wissen, dass bei Menschen mit Demenz das Langzeitgedächtnis in der Regel besser funktioniert als das Kurzzeitgedächtnis. Erinnerungen an Kindheit und Jugend sind leichter abzurufen als Ereignisse, die erst vor kurzem stattgefunden haben. Für viele Betroffene spielt zudem die religiöse oder kirchliche Prägung in der Jugend eine wichtige Rolle. Sie sind als Kinder in Schulen mit religiöser Ausrichtung gegangen, haben Gebete gesprochen, Gottesdienste besucht, sich bei Zeremonien über Geschenke gefreut oder an großen religiösen Festtagen Lieder im Kreise der Familie gesungen.

Unsere Hypothese: Religion als emotionaler Anker ermöglicht Zugang zu positiven Gefühlen wie Vertrauen, Geborgenheit und Zuversicht. Für Menschen mit Demenz könnte dies ein wichtiger Schritt zu mehr Lebensqualität sein. In einer wissenschaftlich begleiteten Studie wird dies nun genauer untersucht.

Wir bilden Tandems, die sorgfältig ausgesucht sind und deren Arbeit gründlich vorbereitet ist. Jeweils ein/e Begleiter/in und ein Mensch mit Demenz verabreden sich regelmäßig zu Treffen mit religiösen Inhalten und Aktivitäten. Vorab finden Gespräche mit den Angehörigen statt, um möglichst viel über individuelle spirituelle Ankerpunkte herauszufinden – schöne Erinnerungen oder Rituale aus dem religiösen Leben. Im Idealfall finden diese Treffen über mindestens ein halbes Jahr ein- bis zweimal in der Woche statt. Sie werden individuell nach den Bedürfnissen der jeweiligen Teilnehmerinnen und Teilnehmer gestaltet. So können Stunden mit gemeinsamen Gebeten oder Momenten der Stille besinnlich und andächtig sein. Andere Termine sind aktiver und belebend – etwa mit Gesang und Glaubensgesprächen. Oder es wird ein kreativer Zugang genutzt, indem

---

17 Autoren dieses Abschnitts sind Hermine Urbaniak, Dinah Gessert und Michael Hagedorn, die das Team von »demenz.begeistert« bilden (Infos: www.demenz begeistert.de; E-Mail: info@demenzbegeistert.de).

zum Beispiel gemeinsam gebastelt oder gemalt wird. Eine Teilnahme stationärer Einrichtungen ist ebenfalls möglich.

Jeder Mensch mit Demenz kann an unserem Projekt teilnehmen. Ein Bezug zur Religion oder zur konfessionslosen Spiritualität sind wünschenswert, denn nur so können emotionale Ankerpunkte wieder aktiviert werden. Dies ist jedoch keine Voraussetzung.

Die Zwischenergebnisse unserer in Zusammenarbeit mit der FOM in Essen unter der Leitung von Prof. Dr. Gerald Lux durchgeführten Studie stützen unsere Hypothese soweit eindrucksvoll, dass wir Pflegekräften, Angehörigen und Bezugspersonen von Menschen mit Demenz ein weiteres Werkzeug an die Hand geben können, das die Lebensqualität für alle Beteiligten spürbar erhöht und eine wissenschaftlich untersuchte Wirksamkeit verspricht. Alle Teilnehmer an dem Projekt und der begleitenden wissenschaftlichen Studie leisten somit einen Beitrag zur Demenzforschung und helfen den Betroffenen, ihr Leben ein Stück weit lebenswerter zu gestalten.

»demenz.begeistert«, ein Projekt des Vereins Alten-, Kranken- und Familienpflege e. V. (AKF) in Köln-Rath/Heumar, besteht seit Oktober 2018, gefördert durch Mittel des Landes Nordrhein-Westfalen und des AKF.

Raum zur Selbstreflexion

Das Herz aller Religionen ist eins.
Dalai-Lama

6.4 Gleichwertigkeit der Gesellschaft, Kulturen und Religionen – ein Projekt in Essen

Die Meldung »Anschlag auf den Berliner Weihnachtsmarkt an der Gedächtniskirche« erreichte mich im Krankenhaus, wartend auf die Staroperation am zweiten Auge. Ich hatte Zeit, den Informationen der Medien über diese schreckliche Tat zu folgen und über selbige nachzudenken. Fragen tauchten in mir auf, die ich nicht zu beantworten wusste.

- Was sind die Beweggründe, dass Menschen so handeln?
- Welche Erfahrungen hat der Täter gemacht?
- Wie sieht sein soziales Umfeld aus?
- Baue ich Brücken zu solchen Menschen?
- Kann ich mich in die Eltern und Angehörigen der Opfer einfühlen?
- Welche Gedanken pflege ich?
- Was ist meine Aufgabe?

Einen Hinweis, wie ich mich selbst einbringen könnte, erhalte ich, als ich den Trauergottesdienst in der Berliner Gedächtniskirche verfolge, in dem am Tag nach dem Anschlag dessen Opfer gedacht wird. Dieser feierliche, musikalisch geprägte Gottesdienst wurde von christlichen, jüdischen und muslimischen Würdenträgern gestaltet.

Die Gedenkfeier in Berlin hat mich sehr beeindruckt. Doch zunächst bleibt die Frage im Raum stehen, wie eine wirkungsvolle Veränderung an der Basis stattfinden kann. Wie sehen meine Haltung und Vorgehen aus?

Ganz zufällig begegnet mir wenig später Reinhard Wiesemann, der Mäzen der Essener Kreuzeskirche, der auch das Unperfekthaus und das GenerationenKult-Haus in Essen ins Leben gerufen hat. Wir tauschen uns über die furchtbaren Vorkommnisse in Berlin aus. Auch meine Fragen kommen zum Tragen. Seine Reaktion ist: Mach! Die Kirche steht dir zur Verfügung!

Im richtigen Moment habe ich die richtige Unterstützung erhalten, dennoch habe ich zahlreiche, schwierige Hürden zu nehmen, bis die von mir überlegte Veranstaltung durchgeführt werden kann. Mit diesen Fragen werde ich konfrontiert:

- Weshalb eine so große Kirche?
- Wie kann es zur Nachhaltigkeit kommen?
- Wer ist interessiert und wer wird kommen?
- Die Organisation inter-religiöse Dialog hat doch alle Adressen?
- Wann beginnt der Vorbereitungskreis?
- Weshalb so ein Alleingang?

Ich werde nachdenklich, denn ich möchte weder einen Vorbereitungskreis durchführen noch die drei monotheistischen Religionen alleine integrieren, sondern auch die weiteren Weltreligionen motivieren, mitzuwirken und sich darzustellen. Das erweist sich als eine gute Entscheidung, da ich besonders wertvolle Unterstützung von der Bahá'í-Gemeinde und den Sikhs erhalten.

Ein Höhepunkt dieses gemeinsamen Zusammenseins in der Kreuzeskirche ist der Auftritt des »Chor für's Leben Essen e. V.«, ein Chor für Menschen nach Krebserkrankungen, deren Familien, Freunde und Freundinnen, auf den ich im nächsten Abschnitt näher eingehen möchte, denn er zeugt von Spiritualität durch seine Darbietungen und Haltung.

Das gegenseitige Kennenlernen, die Vernetzung der Anwesenden glückt an den gestalteten Tischen der Religionen. Die Symbole der Religionen, ihre entsprechenden Schriften und Kultgegenstände, haben Raum erhalten. Die kulinarischen Stärkungen, die Sikhs und Muslime anbieten, munden herrlich. Sie bauen Brücken zu anderen Kulturen.

Eine weitere Bereicherung ist Dr. Usha Thakkar, Vorsitzende der Deutsch-Indischen-Gesellschaft, die stets mit dem farbenfrohen Sari ihre Kultur vertritt. Eine Wiederholung dieses Miteinanders wird gewünscht. Das motiviert mich, dranzubleiben.

Ich habe einen Traum,
dass eines Tages Juden, Christen, Muslime und Menschen anderer Religionen an vielen großen Tischen in unserer Stadt sitzen und miteinander reden und lachen.

Ich habe einen Traum,
dass jeder Mensch in dieser Stadt von seiner Religion erzählen darf und die anderen zu ihm sagen: »Erzähl noch mehr von deiner Religion, damit ich dich besser verstehen kann«.

An diesem Tisch entdeckt man die Verschiedenheiten und Gleichheiten im Glauben an Gott. Keiner lacht über den anderen, sondern respektiert ihn in seiner Andersartigkeit.

Ich habe einen Traum,
dass eines Tages Menschen unterschiedlicher Religion in ihrer Unterschiedlichkeit gemeinsam zu Gott beten.

Ich habe einen Traum,
dass eines Tages Synagogen, Kirchen, Moscheen und andere Gotteshäuser in unmittelbarer Nähe zusammenstehen und die Menschen sich gegenseitig in ihren Gotteshäusern besuchen.

Ich habe einen Traum,
dass man sich zu den großen Festtagen gegenseitig einlädt und an den Festen der anderen teilnimmt.

Wenn jeder von uns, der hier steht, schon den ersten Schritt macht, damit dieser Traum Wirklichkeit wird, dann sind wir auf dem richtigen Weg.

In Anlehnung an die Rede von Martin Luther King, verfasst von Werner Göbelsmann. Entstanden zur Verlegung des »Engels der Kulturen« an der Gesamtschule Ückendorf in Gelsenkirchen.

Bevor ich das Kapitel abrunde, möchte ich nur kurz erwähnen, dass ich kürzlich mit den Franziskanern aus Bonn in einer dreiwöchigen Studienreise nach Indien gefahren bin. Das Thema lautete: »Ein Geist und die Vielfalt der Religionen«. Ich habe wertvolle Impulse erhalten und bin dankbar, dass ich diese Vielfalt und eine so andere Kultur selbst erleben konnte.

6.5 Der »Chor für's Leben Essen e. V.« – Gemeinsamkeit, die berührt und Halt gibt[18]

Der »Chor für's Leben Essen e. V.« richtet sich, wie oben schon erwähnt, an Menschen nach Krebserkrankungen, deren Familien, Freunde und Freundinnen. Für die Mitgliedschaft im Chor, der seit Anfang 2015 von der holländischen Sängerin und Musiktherapeutin Anne-Marie Blink, die selbst von Krebs betroffen ist, geleitet wird, braucht es keine Vorkenntnisse, nur die freudige Absicht, mitzuwirken und dazu zu gehören. Eine musikalische perfekte Darbietung wird nicht angestrebt, sondern ein gemeinsames Singen, das aus dem Herzen kommt und zu Herzen geht. Es geht darum, der Krebserkrankung nicht ausschließlich Therapien und Tabletten entgegenzusetzen, sondern ebenso Optimismus, Lebensfreude und Gemeinschaft. Bei den Proben wird gelacht, geweint und nicht zuletzt werden die köstlichen, mitgebrachten Leckereien miteinander lustvoll gegessen.

Die Konzertauftritte des Chores erhalten viel Resonanz. Das Singen ist mit Bewegung und Berührung verbunden, dadurch wird der ganze Raum durchflutet. Auch das Publikum wird mit einbezogen. Eine belebende, unvergessliche Dynamik entsteht, die alle Unterschiede auflöst und zum grenzenlosen, unfassbaren Ganzen führt, das verbindet, trägt und Halt gibt.

Auf dem Programm steht wenig Klassik, sondern Weltmusik: Mantras aus verschiedenen Religionen, Indianische Gesänge, Wiegen- und Segenslieder, internationale Volkslieder, Gospel und Lieder aus Taizé. Das Singen ist nicht perfekt, aber es kommt aus der Tiefe des Herzens.

Musik befreit, heilt und stärkt das Selbstbewusstsein, hilft das erlebte Stigma anzunehmen und verhindert somit soziale Isolation. Die Körperhaltung und die Atmung werden trainiert, sowie Atemübungen und meditatives Miteinander eingeübt. Das entscheidend Tragende ist und bleibt die gegenseitig, gelebte Liebe.

---

18 Autorin dieses Kapitels ist Susanne Eymael, Informationen unter: www.cfl-essen.de

6.6 Das Projekt: Wohlfühloase »Cube«

Das Projekt Wohlfühloase »Cube« ist von Mitarbeiterinnen und Mitarbeitern der Schweizer Stiftung Diakoniewerk Neumünster (Zollikerberg, Schweiz) gewünscht und von dieser umgesetzt worden. Das Projekt beruht darauf, dass die Stiftung ihre gesamte Belegschaft wiederholt zu ganzheitlichen, praxisnahen Schulungen eingeladen hat. Diese stärkten das Miteinander, die Teamfähigkeit und vieles anderes mehr und förderten dadurch sowohl eine individuelle als auch gemeinschaftliche Haltung, die zu besonderen Formen gelebter Spiritualität beiträgt.

Ausgerichtet ist das Projekt an dem Thema »Give me five«, für das fünf zentrale Werte stehen:

- Wertschätzung,
- Transparenz,
- Partnerschaftlichkeit,
- Verbindlichkeit,
- das *Ganze*.

Mit stetem Suchen und Finden dieser Werte und mit Hilfe von Selbstreflexion können die Projektteilnehmerinnen und -teilnehmer ihren persönlichen, individuellen Weg eigenverantwortlich beschreiten.

Der Projektname »Cube« leitet sich von einem Holzwürfel (= cube) mit abgerundeten Kanten ab, der mit den o. g. fünf Begriffen beschriftet ist. Diesen Würfel erhielten alle Teilnehmenden als Geschenk, um sich im Alltag an die im Projekt vermittelten Werte zu erinnern und sie zu leben. Eine wohltuende Atmosphäre, wie sie mit diesem Projekt verbunden war, wirkt sich positiv aus. Das stärkt im Alltagsbetrieb das Miteinander, auch mit den Anvertrauten.

Ein Wort aus der Bibel, das ich kürzlich gelesen habe, hat mich ermutigt: »Meine Kinder, lasst uns nicht lieben mit Worten noch mit den Zungen, sondern mit der Tat und mit der Wahrheit.« (1. Johannes 3,18) Diese Aussage trifft ins Schwarze und unterstützt mein Anliegen.

Die Wohlfühloase »Cube« habe ich persönlich besichtigen können. Der Raum, ein ehemaliges Blumengeschäft, ist zentral gelegen und ideal für diese eigenverantwortlich geführte Aktivität. In dem großen Raum, der geteilt werden kann, stehen bequeme Sitzgelegenheiten. Auch auf den Fensterbänken kann Platz genommen werden. Das ermöglicht eine lockere Atmosphäre. Die weiteren Räume sind praktisch eingerichtet. Das verwendete, wärmende Holz, die Wände teilweise mit sattem Grün versehen, der Lichteinfall mit hängenden Leuchten, die Bücherregale, welche mit eigenen Büchern gefüllt werden und auch mitgenommen werden dürfen, all dies hat mich sehr angesprochen. Es gibt für Interessierte noch weitere ansprechende Angebote.

Ich spüre, wie mit viel Einsatz, Professionalität und Einfühlungsvermögen diese Räumlichkeiten gestaltet sind. Dazu zählen in besonderer Weise auch Pflanzen. Dazu schreiben die Verantwortlichen des Projekts: »Pflanzen fungieren als zentrales Element in der Wohlfühloase. Sie verbreiten eine entspannende Atmosphäre und bringen die Natur näher. Sie symbolisieren außerdem Wachstum und Entwicklung.«

Die Förderung der Eigenverantwortung bewirkt, dass das Konsumieren verblasst und das Produzieren an Raum gewinnt. Das stärkt das Selbstwertgefühl und die Hierarchie verliert an Macht.

6.7 AAA Achtsame Abend Auszeit[19]

Ein Angebot von Menschen, Christen, Pfarrer, vielseitig Interessierten für alle Menschen, Suchende und Findende.

In Gemeinschaft meditative Worte und Musik hören, Momente der Stille genießen, in sich gehen, bei sich sein und ein wenig innehalten, ein Licht entzünden, die Akkus aufladen, bevor die neue Woche startet.

---

19 Autorin und Autor dieses Beitrags: Sabine Orzol und Matthias Helms für das Team Achtsame Abend Auszeit; E-Mail: orzol.helms@web.de

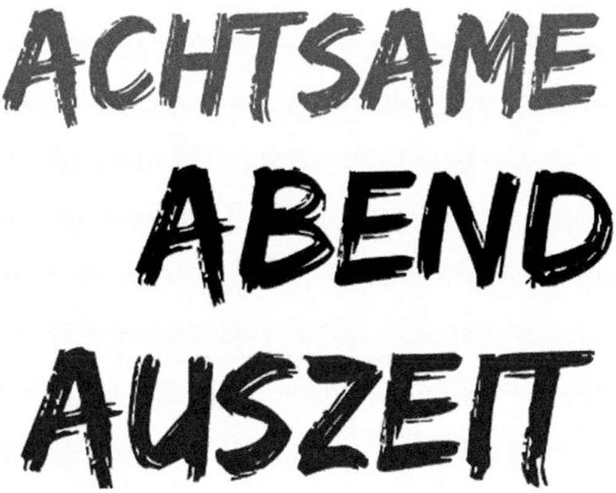

ACHTSAME ABEND AUSZEIT

Abb. 6.1: Schriftzug

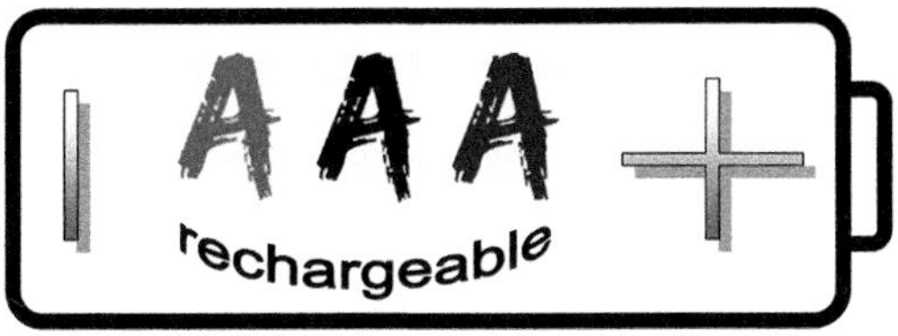

Abb. 6.2: Logo

Unser Logo ist angelehnt an unsere Intention, durch Worte und Musik Anregungen zu geben und so die Batterien aufzuladen. Wie jedes Angebot beginnt es mit einem ersten Schritt, einem ersten Blickrichtungswechsel.

Wir, das Team von AAA, kennen uns als Einzelpersonen schon seit Jahren. Über ein Angebot unserer Kirchengemeinde »achtsam leben« haben wir uns in einer Gruppe zu einem besonderen Thema noch einmal neu kennengelernt, haben in dem Kurs öfter die Blickrichtung gewechselt, bei den vorgestellten Themen, aber auch bei den teilnehmenden Menschen.

Der Pfarrer, der als Teilnehmer in dem Kurs »achtsam leben« war, hat einen alten Wunsch, eine alte, durch das Tagesgeschäft in den Hintergrund gedrängte Idee wieder in den Blick genommen. Er wollte den Menschen,

113

Kirchenangehörigen aber auch allen Interessierten, Suchenden, ein spirituelles Angebot in unserer Kirche machen, das aber nicht den Strukturen eines Gottesdienstes oder einer Andacht folgen sollte.

Für einen Einzelnen ist es schwer, ein neues Angebot aufzubauen. So hat er zuerst mit uns seine Vorstellungen erörtert. Nach einem ersten Vorgespräch haben wir drei weitere Teilnehmer aus dem Kurs »achtsam leben« gefragt, ob sie Lust und Zeit hätten, mitzumachen. So fand sich unser Team von sechs Leuten. In vielen Gesprächen und Überlegungen, sogenanntem »Brainstorming«, entstand sie, unsere AAA Achtsame Abend Auszeit. Jede Auszeit steht unter einem Thema, z. B.: Neuanfang, »Wer bin ich hinter all meinen Masken?«, Dankbarkeit oder Gelassenheit.

Das beginnt schon sehr spannend in unserer Vorbereitungszeit. Jeder beschäftigt sich mit dem Thema, sucht Sprüche, Texte, Geschichten, Lieder oder Gebete, die ihn oder sie berühren und teilen möchten. Quellen sind sowohl die Bibel als auch Dichter, Denker, Weisheitslehrer unterschiedlicher Traditionen, Philosophen usw. Um möglichst viele Sichtweisen einzubeziehen und das Thema breit aufzustellen, suchen wir auch Inhalte im Internet und in Texten und Liedern der Popmusik. So wechseln wir in der Vorbereitung ganz häufig den Blick. Aus all den Inspirationen erstellen wir eine AAA als Wechsel von Musik und Worten für eine gute Stunde.

Wir bieten diese Auszeit am frühen Sonntagabend, 18.00 Uhr, an. Wir wollen den Menschen Raum und Zeit geben, sich zu besinnen, still zu werden, das Wochenende ausklingen zu lassen und sich auf die neue Woche einzustimmen.

Unsere Kirche ist nur von Kerzen erhellt. Wir begrüßen jeden Gast persönlich. Ein Handzettel gibt Orientierung und führt durch den Abend. Jeder Gast bekommt ein Teelicht, wenn er möchte, dass er an unserer Weltkugel mit einem Wunsch, einem Innehalten, einem Gebet anzünden und hinstellen kann, so dass sein Licht die ganze Zeit für ihn brennt. Damit die Augen ausruhen können, gestalten wir mit Tüchern, Blumen und Kerzen eine Mitte.

Zwischen den Impulsen ist immer Zeit für einen persönlichen Blickrichtungswechsel, unterlegt von Musik, leisen Töne von Klavier, Harfe oder Querflöte. Zeit, wie eine Pause, ein Atemholen. Wir bieten Raum für eine längere Zeit der Stille. Kleine Achtsamkeitsübungen führen die Besucher dorthin. Diese Übungen sind auch gut im Alltag anzuwenden.

Musikalisch haben wir Lieder auch aus Taizé eingebunden. Diese Gesänge haben einen kurzen, einfachen Text mit einer eingängigen Melodie. Die Liedzeile wird mehrmals wiederholt, so dass man sich schnell darauf einschwingen kann. Das Ganze hat etwas sehr Meditatives. Man kann sich in den Gesang/die Musik hineinfallen lassen. Eine kleine Auszeit nehmen. Zum Abschluss erhalten die Teilnehmer eine kleine Aufmerksamkeit, die an das Thema erinnert und achtsam mit in die Woche trägt. So gaben wir zum Thema »Dankbarkeit« ein kleines Heft mit für persönliche Notizen »Heute bin ich dankbar für …«

Die Resonanz auf unser Angebot ist groß. Wir erreichen nicht nur Angehörige unserer Kirchengemeinde, sondern viele unterschiedliche Menschen aus dem gesamten Stadtgebiet. Unsere Besucher schätzen die ruhige Atmosphäre und erfahren die Kirche mit allen Sinnen als spirituellen Raum. Eine Teilnehmerin schrieb uns: »Gedanken zum Nachwirken, Klaviermusik, welche die Seele berührt und eine Atmosphäre, die andächtig werden lässt.« Eine Besucherin, die sich als kirchenfern bezeichnet, dankte für das Berührende, das sie in unserer Kirche erleben konnte. Unsere Gäste sind dankbar für die Ruhe, die Stille und die verschiedenen Blickwinkel, die wir ermöglichen. Es ist uns eine Freude, mit diesem Angebot nachhaltige Impulse zu geben.

6.8 Erlebte spirituelle Angebote

Abgerundet wird dieses Kapitel durch die Darstellung erlebter Spiritualität in unserer Diakonissen Schwesternschaft Neumünster. Unsere kompetente Leiterin, die nun ihr Pensionsalter erreicht hat, bereichert mit einer Mitschwester zusammen immer wieder außergewöhnliche, meditative Abendgebete. Dafür wird die Kirche mit einem großen, bräunlichen Tuch und mehreren leuchtenden Teelichtern geschmückt, so dass eine warme, wohltuende Atmosphäre entsteht. Der Kanzeltisch wird mit Blumentöpfen und Pappkästen dekoriert, die eine wellenförmige Bewegung aufzeigen.

Das ganz Besondere der Abendandacht ist neben der Stille und den gewählten Worten der meditative Solotanz mit entsprechender Musik. Die gezielten und gekonnten Bewegungen berühren und bewegen auch das Innere der Anwesenden. Gedämmtes Licht während der Stille unterstützt den Weg ins Innere. Das sich ergänzende, harmonische, authentische Miteinander der Gestaltenden bewirkt eine tiefe Spiritualität. Dieses Zusammensein unterstützt uns, den Weg ins eigene Innere zu finden.

Meditatives Abendgebet – Das Neue

Manchmal, wenn du es gar nicht erwartest, wenn du nicht im Geringsten daran denkst, kann es sein, dass du Neues erlebst, Neues spürst, dich neu spürst ...

... vielleicht eine neue Aufgabe bekommst ...

Liebe Schwestern, liebe Mitfeiernde hier und in den Zimmern: herzlich willkommen zu unserem Abendgebet. Unser Thema heute:»Neues erfahren, Neues erleben!«

Stille

Immer wieder entsteht Neues, bei uns und in uns, bei Mitmenschen, zwischen Mitmenschen und uns. Manches können wir planen, fördern, anderes geschieht ohne unser Dazutun.

Oft entsteht Neues, wenn wir es gar nicht erwarten, gar nicht wollen. Es verunsichert und beunruhigt. Hartnäckig halten wir an Bewährtem, Bestehendem fest. Neues annehmen fällt uns oft schwerer als in gewohnten Strukturen zu leben. Wir finden viele Gründe, uns gegen Veränderungen zu wehren.

Stille

Das Thema des Solotanzes lautet»Condor« mit dem Schwerpunkt: Werden – Sein – Vergehen – Neues entsteht.

Stille

Musik

Gebet im Wechsel

A Du Gott der Anfänge, segne uns, wenn wir deinen Ruf hören,
wenn deine Stimme uns lockt zu Aufbruch und Neubeginn.
Du Gott der Anfänge, behüte uns, wenn wir loslassen und Abschied
nehmen.
Du Gott der Anfänge, lass dein Gesicht leuchten über uns,
wenn wir im Vertrauen und Zuversicht einen neuen Schritt wagen.

B Manchmal, wenn ich es gar nicht erwarte, spüre ich Neues,
wenn ich nicht im Geringsten daran denke, erfahre ich Neues.
Ich will es annehmen, obwohl ich es nicht geplant, nicht gewollt, nicht
gesucht habe.

A Ich will es annehmen, Sorge tragen, wachsen lassen, darauf vertrauen,
dass es zu mir gehört.
Ich will es annehmen, ja sagen zu mir.
Aber hilf mir auch, Nein zu sagen.

B Gott, du hast vielen Menschen Aufträge gegeben und sie auf neue,
unbekannte Wege geführt.
Ich denke an Abraham, Jona, Propheten, Maria, die Jünger Jesu, Paulus und
viele mehr.
Lass mich mit aufrichtigem Herzen auf dein Wort hören und den Weg mit
dir gehen.

A Manchmal, wenn es um mich dunkel und kalt ist, wenn ich mich einsam
und verlassen fühle, dann hilf mir anzunehmen, was ist.
Unterstütze mich, dass ich mich einsetze, wo Not ist, mich wehre, wo
Unrecht ist.

B Gott, manchmal merken wir kaum, wenn in uns Neues entsteht.
Wir haben so viel zu tun, wir machen, was andere von uns erwarten, auch
wenn es uns nicht entspricht.

Begegne du uns, lass uns mit dir leben und dankbar sein für deine Gaben.

A Ich will meinem Stern folgen, unterwegs bleiben, dem Ziel entgegen, mit dem Glauben, der mich leitet, mit der Hoffnung, die mich stärkt, mit der Liebe, die mich trägt.
Ich will meinem Stern folgen, auch wenn mir der Weg zu lange, zu mühsam, zu schwierig scheint.
Meine Aufgaben will ich erfüllen, mein Ziel erreichen, immer wieder neu leben zu lernen.
A + B: Amen

Musik

Segen

Der Gott, der dieser Welt jeden Tag neu Licht und Leben gibt,
bei dem alles seine Zeit hat,
er lasse sein Angesicht leuchten über uns und sei uns gnädig,
seine Ewigkeit durchdringe unsere Zeit, dass uns klein werde das Kleine
und das Große groß erscheine.
Es segne und behüte uns der allmächtige und barmherzige Gott.
Amen

Eine weitere Erneuerung

Das Zusammensein mit Schwerpunkt Fürbitte wurde eingeführt, um dem herausfordernden, unsichtbaren, uns in Atem haltendem Coronavirus etwas entgegen zu setzen. Ich versuche es zu beschreiben.

In der Kirche werden nach hygienischen Regeln mit genügendem Abstand kreisförmig Sitzgelegenheiten hingestellt. In der Mitte steht eine große, tönerne, blaugefärbte, flache Schale, die mit Blüten und Ranken, der Jahreszeit entsprechend, geschmückt ist. Am Schalenrand stehen Teelichter. In der Mitte der Schale leuchtet eine weiße Kerze. Ein musikalischer Einstieg bereitet die Stille vor und gibt dem gemeinsamen Hören Raum.

Anschließend erfolgt die Begrüßung mit den folgenden Einführungswor-
ten:

Ich zünde ein Licht an im Namen Gottes, der die Welt erleuchtet und uns
den Atem des Lebens eingehaucht hat.
1. Kerze wird entzündet
Ich zünde ein Licht an im Namen des Sohnes, Jesus Christus, der die Welt
errettet und uns seine Hand gereicht hat.
2. Kerze wird entzündet
Ich zünde ein Licht an im Namen des Heiligen Geistes, der die Welt umfasst
und unsere Seele mit Verlangen erfüllt.
3. Kerze wird entzündet
Ich habe drei Lichter angezündet für den dreieinigen Gott der Liebe: Gott
über uns, Gott unter uns, Gott in uns, vom Anfang bis ans Ende, bis in die
Ewigkeit. Amen.

Die individuellen Fürbitten werden so gestaltet, dass die einzelne Person zur
Schale geht, jeweils ein Teelicht anzündet, ihre Bitte darbringt und zu ihrem
Platz zurückkehrt. Zwischen den Bitten werden bekannte Gebetsrufe wie
zum Beispiel Kyrie eleison oder Lieder aus Taizé gesungen. Am Ende der
Andacht strahlt auf der Schale ein leuchtender Kerzenkranz. Nach dem Segen
und einem musikalischen Beitrag gehen die Anwesenden gestärkt ihren Weg.

Schlussgebet
Geh in der Kraft, die Dir gegeben ist.
Geh einfach, geh leicht, geh zart,
und halte Ausschau nach der Liebe.
Die Weisheit Gottes erfülle deine Seele.
Die Barmherzigkeit Jesu öffne dich für die Liebe.
Der Geist Gottes schenke dir Lebendigkeit.
Amen

Noch ein Beitrag

Gerne weise ich noch auf eine weitere meditative, spirituelle Praxis hin, die
von einer Mitschwester eingeübt wird, nämlich das Puzzeln. Das Suchen

und Finden der Puzzleteile, die zueinander passen, entschleunigt den Geist, fordert die Haptik und bewirkt ein Glücksgefühl. Es kommt nicht darauf an, was man macht, sondern wie es gemacht wird. Ganz bei sich selbst zu sein, sich ein Stück weit im Suchen, Finden und Zusammensetzen zu verlieren und dabei etwas entstehen zu sehen, entspannt und führt in die Tiefe des Seins. Auch das Malen von Mandalas und das Handarbeiten, vor allem Stricken und Sticken, können sich bei vielen Menschen ähnlich positiv auswirken. Diese Beiträge sollen ermutigen, individuell andere Wege zu suchen, zu finden und zu gehen.

Wir alle stricken unser Leben jeden Tag ein Stück weiter

Die einen stricken liebevoll und sorgsam, und man merkt, welche Freude es ihnen bereitet, ihr Lebenswerk zu gestalten. Die anderen stricken mühevoll und ungern. Man merkt, welche Kraft es sie kostet, »Leben« jeden Tag neu aufzunehmen. Manche wählen ein kompliziertes Muster, andere ein ganz schlichtes. Oft ist es ein buntes Maschenwerk oder aber ein Stück in gedeckten, zuweilen tristen Farben.

Nicht immer können wir die Farben selbst wählen und auch die Qualität der Wolle wechselt – mal weiß und flauschig weich, mal grau und kratzig. Öfter lässt man eine Masche fallen oder sie fällt ohne unser Zutun. Und zurück bleiben Löcher und ein unvollständiges Muster. Manchmal reißt der Faden und es hilft nur ein dicker Knoten. Wenn wir unser Leben betrachten, wissen wir genau, welche Stellen es sind.

Und oft geschieht es, dass einer sein Strickzeug in die Ecke wirft. Es wird für uns Menschen ein ewiges Geheimnis bleiben, nur Gott weiß, wie viel Lebensfaden uns noch zu verstricken bleibt. Jeder hat die Nadeln in seiner Hand. Jeder kann das Muster wechseln, die Technik oder das Werkzeug.

Nur aufribbeln, auftrennen können wir nichts, auch nicht ein kleines winziges Stück.

(Verfasser unbekannt)

7   Mein persönlicher Glaubensweg

In den ersten drei Monaten meines Lebens wurde ich im Kinderspital von einer Diakonisse umsorgt. Hatte das Auswirkungen auf meine Berufswahl? Denke ich heute über meine früheste Kindheit nach, kommt mir Konrad Lorenz (1903–1989), Zoologe, Medizin-Nobelpreisträger und einer der bedeutendsten Verhaltensforscher des letzten Jahrhunderts in den Sinn. Prägten mich die ersten Wochen im Kinderspital derart, wie es sich bei den Küken der Graugänse beobachten lässt? Wen die Küken zuerst sehen, dem laufen sie nach …

Eine Patentante schenkte mir einst in meiner Jugend zu Weihnachten das Gebet von Franz von Assisi:

Herr, mache mich zu einem Werkzeug deines Friedens,
dass ich liebe, wo man hasst;
dass ich verzeihe, wo man beleidigt;
dass ich verbinde, wo Streit ist;
dass ich die Wahrheit sage, wo Irrtum ist;
dass ich Glauben bringe, wo Zweifel droht;
dass ich Hoffnung wecke, wo Verzweiflung quält;
dass ich Licht entzünde, wo Finsternis regiert;
dass ich Freude bringe, wo der Kummer wohnt.
Herr, lass mich trachten,
nicht, dass ich getröstet werde, sondern dass ich tröste;
nicht, dass ich verstanden werde, sondern dass ich verstehe;
nicht, dass ich geliebt werde, sondern dass ich liebe.
Denn wer sich hingibt, der empfängt;
wer sich selbst vergisst, der findet;
wer verzeiht, dem wird verziehen;
und wer stirbt, der erwacht zum ewigen Leben.

Dieser Text hat mich berührt. Ein Werkzeug schafft nicht selbstständig. Jemand nimmt es in die Hand und arbeitet mit ihm. Damals konnte ich die Eigenverantwortung noch nicht übernehmen. Und doch wurde der Text mir Wegweiser in meiner Unsicherheit mit all den offenen Fragen.

Nach der damaligen christlichen Erziehung, die ich oft eher in Form einer drohenden und bedrohenden Botschaft denn als eine frohe Botschaft erlebte, erfuhr ich im Konfirmandenunterricht die erst innere Befreiung, die lautete: »Man muss Gott mehr gehorchen als den Menschen.« (Apg. 5,29) Von da an stärkten mich Bibelverse auf meinem Weg: »Mit meinem Gott kann ich über Mauern springen.« (Ps. 18,30), »Der Herr ist mit mir, darum fürchte ich mich nicht, was können mir Menschen tun.« (Ps 118, 6)

In der Jugend fühlte ich mich häufig wie eine Null, deshalb fing ich an, die Nullen zu zählen und zu sammeln, bis mir bewusst wurde, dass Gott eine Eins davor setzt. So bin ich plötzlich sehr reich geworden.

Der Text »Ehre Vater und Mutter, auf dass du lange lebst.« (2. Mose 20,12) brachte mich dazu zu glauben, nicht lange zu leben, sondern in absehbarer Zeit zu sterben, denn meine Eigenwilligkeit und mein Ungehorsam führten mich in dieses Gedankenkarussell. Ich habe sodann alles, was meine Zukunft betrifft, auf eine Karte gesetzt und den Bibelvers beherzigt und gelebt.

»Der euch beruft, ist treu und wird es auch halten.« (1. Thess. 5,24.) Dieses Wort hat mir Türen geöffnet, mich ermutigt, die Entscheidung zu treffen, gegen den Willen meiner Angehörigen, Diakonisse zu werden, um einer Schwesternschaft anzugehören.

Während meiner Berufszeit hat mich ein anderes Wort im Alltag begleitet. Wenn mir die Herausforderungen so groß wurden, dass ich den Kopf hängen lassen wollte, hat mich der Vers aufgerichtet: »Du bist gekrönt mit Gnade und Barmherzigkeit.« (Ps. 103,4) Ich fühlte mich ermutigt, mit erhobenen Haupt Schritt um Schritt weiterzugehen.

Eine Regel der Benediktiner lautet: »Bete und arbeite« (lat.: ora et labora). Ich habe diese verändert in »betend arbeiten«.

Wäre ich als junger Mensch gefragt worden, nimmst du dich selbst an, liebst du dich, hätte ich umgehend geantwortet, natürlich mache ich das. Ich hatte damals jedoch keine Ahnung davon, was Selbstliebe bedeutet. Erst nach Jahren habe ich den zweiten Teil des Verses »Liebe deinen Nächsten, wie dich selbst« (Mk 12,31) entdeckt und gelebt. Zuvor lag der Fokus auf den ersten Teil des Verses, sich also stets für den Nächsten einzusetzen. Wer an sich denkt, ist egoistisch, wie oft wurde das vermittelt. Richte ich meine Aufmerksamkeit auf den zweiten Teil des Verses, verändere ich dessen Aussage. Heute versuchte ich, entsprechend zu leben.

Eigenlob stinkt nicht, sondern Eigenlob stimmt. Wer sich nicht lieben, annehmen, sich loben kann, wer keinen toleranten Umgang mit sich selbst pflegt, kann sein Gegenüber nicht authentisch wertschätzen, loben und wertfrei achten. Erkenne ich meine Ecken und Kanten, Grenzen, Unsicherheiten und Ängste und nehme ich diese an, bin ich auf meine Mitmenschen angewiesen, denn sie ergänzen, begleiten und ermutigen mich immer wieder aufs Neue.

Nachdem die Russen aus dem Weltraum mit dem Hinweis zurückkehrten, dass sie Gott nicht gesehen hätten, empfand ich eine weitere Befreiung. Meine kindliche Vorstellung, dass Gott im Himmel wohne, alles sehe und richte, veränderte sich grundsätzlich. Ich suchte nach anderen Formen. Die Erzählung vom Elefanten öffnete mir eine zukunftweisende Glaubenshaltung.

Der achtzehnte Elefant

»Eines Tages starb ein reicher, indischer Kaufmann und hinterließ seinen drei Söhnen siebzehn Elefanten. In seinem Testament bestimmte er, dass sein ältester Sohn die Hälfte, der Zweitgeborene ein Drittel und der Jüngste einen Neuntel bekommen soll. Die Söhne rechneten nächtelang und kamen zu keinem Ergebnis. Da kam der Minister des Königs, der auf einem Elefanten unterwegs war, durch das Dorf, hörte von dem Problem der Brüder und bot ihnen seine Hilfe an. ›Nehmt meinen Elefanten dazu‹, sagte er ›und dann teilt die achtzehn Elefanten auf, wie Euch aufgetragen wurde‹.

Die Brüder wunderten sich über die Großzügigkeit des Fremden, weigerten sich und wollten es ablehnen. Dann nahmen sie das Angebot doch an und machten sich an die Aufteilung. Der Älteste bekam die Hälfte, also neun. Der Zweitgeborene bekam ein Drittel, also sechs, und der Jüngste sein Neuntel, also zwei. Insgesamt waren es siebzehn

Elefanten. Die Brüder dankten dem Minister für seine Unterstützung. Der Minister schwang sich auf seinen Elefanten und ritt davon.« Margrit Irgang: Geh, wo kein Pfad ist, und hinterlasse eine Spur. Ermutigung zum Eigensinn. Freiburg: Herder, 2010.

Raum für Selbstreflexion

Unser Leben mit seinen Rechnungen geht nicht auf, wenn wir uns vom Unerwarteten nicht beschenken lassen.

Diese Sichtweise könnte auch für andere Religionen und Glaubensrichtungen dienlich sein. Sie kann ein Miteinander auf Augenhöhe fördern, bei dem Wertungen, Vergleiche und Beurteilungen verblassen und die Gleichwertigkeit gelebt wird.

Die drei Söhne in der oben erzählten Geschichte sträubten sich anfänglich, das Geschenk des Ministers anzunehmen, weil sie alles selber machen wollten und nicht bereit waren, sich beschenken zu lassen. Erst nach langem Hin und Her waren sie bereit, den 18. Elefanten anzunehmen: Damit öffnete sich für sie die Türe, die ihnen von ihrem Vater gestellte Aufgabe einvernehmlich und friedlich zu lösen. Der vom Kaiser oder der von Gott Gesandte ist auf seinem Elefanten davongeritten. Jesus hat für uns alles gemacht. Es liegt an uns, diese Botschaft zu leben.

Ein Teilnehmer eines Workshops verkündete lauthals, er sei Atheist. Ich gratulierte ihm, dass er öffentlich dazu stehe. Meine Aussage irritierte ihn sehr. Nach geraumer Zeit erklärte ich, dass jeder, der nicht an etwas Größeres glauben könne, Wahrnehmungsstörungen hätte. Dieses unfassbar Große, das verschiedene Namen trägt, ist überall da und umgibt und durchdringt uns wie Luft, die wir allzeit atmen. Unser Herz, unser Geist ist viel zu klein, dies zu fassen.

Ich bin ganz angewiesen auf den 18. Elefanten. Ich benötige ihn stets, denn ohne ihn kann ich nichts bewirken, ohne ihn kann der Funke meines Anliegens nicht überspringen. Bei Hindernissen bitte ich den Elefanten, mir den Weg zu bahnen. Bin ich bereit, meine Sonnenseiten und

Schattenseiten anzunehmen, vergleichbar mit Yin und Yang. Gepäck und Belastungen kann ich auf den breiten Rücken des Elefanten werfen. Bin ich müde und traurig, bitte ich den Dickhäuter, auf seinen Rüssel sitzen zu dürfen, um meine Seele baumeln zu lassen. Das ist ein lebenslanges Lernen. Durch diese Haltung der Offenheit, mich beschenken zulassen, erlebe ich die Fülle von Gottes Schöpfung und erhalte im richtigen Moment das Richtige. Das unfassbare Schwere, das Traurige und Schmerzhafte, das das Leben auf Erden mit sich bringt, wird dadurch gelindert. Das unerwartete, unvergessliche Schöne, die vielen beglückenden Überraschungen in meinem Leben lassen mich trotz allem immer wieder dankbar staunen!

Dankesworte

Dieses Buch ist wie ein bunter Blumenstrauß. Er leuchtet in den verschiedensten Farben. Es gibt große und ganz kleine, zarte, bescheidene Blumen.

Es ist unmöglich, all diejenigen Menschen aufzuzählen, die dazu beigetragen haben, dass dieses Buch veröffentlicht werden konnte. Viele wertvolle, ja einzigartige Impulse habe ich von unterschiedlichsten Personen erhalten. Häufig sind diese aus gemeinsamen Gesprächen hervorgegangen, die mich bereichert, motiviert und ermutigt haben: Dranzubleiben, weiterzugehen und zu vertrauen. Als eine große Bereicherung empfinde ich die persönlichen Beiträge, die dieses Buch enthält. Mögen sie die Leserinnen und Leser ermutigen, ihre Fantasie und Kreativität fördern und ihre Selbstwahrnehmung stärken, damit es ihnen gelingt, ihren eigenen Weg zu suchen, zu finden und zu gehen.

Ein herzliches Dankeschön an alle, die mich auf meinem Weg, dieses Buch zu schreiben und zu veröffentlichen, im Gespräch und in Gedanken begleitet haben!

Stellvertretend nenne ich Herrn Dr. Ruprecht Poensgen, Verlagsleiter des Kohlhammer Verlags. Mit seinem persönlichen Engagement hat er mein Anliegen wahrgenommen und die Veröffentlichung ermöglicht.

Danke an alle, die bereit gewesen sind, sich mit ihrer eigenen Person oder Organisation bzw. Institution in dieses Buch einzubringen. Vielleicht weckt dieses Buch, liebe Leserinnen und Leser, Ihre Neugier, sich mit den hier vorgestellten Initiativen und Projekten näher auseinanderzusetzen – dies wäre ganz im Sinne eines »Blickrichtungswechsels«.

Anhang

Lieder

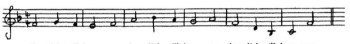

Herz-lich will- kom- men, herz- lich will- kom- men, herz-lich will- kom- men.

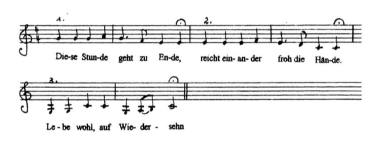

Die-se Stun-de geht zu En-de, reicht ein- an- der froh die Hän-de.

Le - be wohl, auf Wie- der - sehn

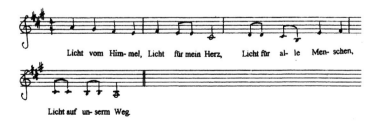

Licht vom Him- mel, Licht für mein Herz, Licht für al- le Men- schen,

Licht auf un- serm Weg.

Hilfreiche, weiterführende Adressen

Deutschland

Alzheimer-Telefon
(+49) (0)30-259 379 514

Deutsche Alzheimer Gesellschaft e. V.
Friedrichstraße 236, D-10969 Berlin-Kreuzberg
Telefon: (+49) (0)30-25 93 79 50
E-Mail: info@deutsche-alzheimer.de
Internet: www.deutsche-alzheimer.de

Österreich

Österreichische Alzheimer Gesellschaft
Hermanngasse 18/1/4, A-1070 Wien
Telefon: (+43) (1) 890 34 74
E-Mail: oeag@studio12.co.at
Internet: www.alzheimer-gesellschaft.at

Alzheimer Austria – Unterstützung für Angehörige und Betroffene
Obere Augartenstrasse 26–28, A-1020 Wien
Telefon: (+43) (1) 332 51 66
E-Mail: alzheimeraustria@aon.at
Internet: www.alzheimer-selbsthilfe.at

Schweiz

Alzheimer-Telefon
(+41) (0)58 058 80 00

Alzheimer Schweiz
Gurtengasse 3, CH-3011 Bern
Telefon: (+41) (0)24 42 62 000

E-Mail: info@alz.ch
Internet: www.alzheimer-schweiz.ch

Wichtige Web-Links

Aktion Demenz e. V. – Gemeinsam für ein besseres Leben mit Demenz
www.aktion-demenz.de

Demenz Support Stuttgart gGmbH (Zentrum für Informationstransfer
zwischen Wissenschaft und Praxis)
www.demenz-support.de

Deutsche Alzheimer Stiftung (zur Unterstützung der Arbeit der DAlzG)
www.deutsche-alzheimer-stiftung.de

Deutsche Expertengruppe Dementenbetreuung e. V.
www.demenz-ded.de

Deutsche Gesellschaft für Gerontopsychiatrie und -psychotherapie e. V.
(DGGPP)
www.dggpp.de

Bundesarbeitsgemeinschaft der Seniorenorganisationen (BAGSO)
www.bagso.de

Blickrichtungswechsel – Lernen mit und von Menschen mit Demenz
www.demenz-entdecken.de

Blickrichtungswechsel nach Brigitta Schröder
www.blickrichtungswechsel-bs.com

Empfohlene Literatur zur Vertiefung

Baer, Udo, Schotte-Lange, Gabi: Das Herz wird nicht dement. Rat für Pflegende und Angehörige. Beltz: Weinheim, 2017.

Baer, Udo: Innenwelten der Demenz: Das SMEI-Konzept. 2. Auflage. Semnos, 2007.

Begleiten in Freud und Leid durch den Tag, die Woche, das Jahr. Handbuch. Herausgegeben von der LeA-Schule für Lebensbegleitung im Alter. Gwatt bei Thun, 2014.

Bode, Sabine: Frieden schließen mit Demenz. Klett-Clotta: Stuttgart, 2016.

Böhm, Erwin: Verwirrt nicht die Verwirrten. Neue Ansätze geriatrischer Altenpflege. 12. Auflage. Psychiatrie Verlag: Bonn, 2011.

Bopp-Kistler, Irene: demenz. Fakten, Geschichten, Perspektiven. rüffer & rub: Zürich, 2016.

Dörner, Karl u. a.: Irren ist menschlich. Lehrbuch der Psychiatrie und Psychotherapie. 25. Auflage. Psychiatrie Verlag: Köln, 2019.

Dörner, Klaus: Helfensbedürftig. Heimfrei ins Dienstleistungsjahrhundert. 3. Auflage. Paranus, 2014.

Eglin, Anemone: Handauflegen mit Herz und Verstand. Hintergrund – Praxis – Reflexionen. 2. Auflage. TVZ: Zürich, 2019.

Feil, Neumi, de Klerk-Rubin, Viki: Validation. Ein Weg zum Verständnis verwirrter alter Menschen. 11. Auflage. Reinhard: München, 2017.

Geiger, Arno: Der alte König in seinem Exil. Carl Hanser: München, 2011.

Gronemeyer, Reimer: Das 4. Lebensalter. Demenz ist keine Krankheit. Pattloch: München, 2013.

Grün, Anselm: Selbstwert entwickeln. Spirituelle Wege zum inneren Raum. 2. Auflage. Herder: Freiburg, 2013.

Hesse, Hermann: Mit der Reife wird man immer jünger. Betrachtungen und Gedichte über das Alter. 11. Auflage. Insel: Frankfurt/M., 2002.

Hübner, Sabine: Unter dem westlichen Himmel. Zen – Leben in unserer Welt. Werner Kristkeitz Verlag: Heidelberg, 2016.

Kitwood, Tom: Demenz. Der personen-zentrierte Ansatz im Umgang mit verwirrten Menschen. 8. Auflage. Hogrefe: Göttingen, 2019.

Klie, Thomas: Wen Kümmern die Alten? Auf dem Weg in eine sorgende Gesellschaft. Droemer: München, 2019.

Konnerth, Tania: Aus der Schatzkiste des Lebens: Geschichten, die ein Lächeln schenken. Herder: Freiburg i. Br., 2012.

Krenn, Stephanie: Das Herz aber übersteigt uns und Wortaufbrüche: Neue Gebete für eine neue Zeit und Kontemplationen zu Bibeltexten Hieros: Erkrath, 2002.

Krenn, Stephanie: Und mein Herz singt. Gebete und Gedanken im Lichtkreis der Liebe. 2. Auflage. Hieros: Erkrath, 2002.

Küstenmacher, Marion, Haberer, Tilmann, Küstenmacher, Werner Tiki: Gott 9.0: Wohin unsere Gesellschaft spirituell wachsen wird. 9. Auflage. Gütersloher Verlagshaus: Gütersloh, 2020.

Lütz, Manfred: 2009 Irre! Wir behandeln die Falschen. Unser Problem sind die Normalen. Goldmann: München, 2011.

Marti, Lorenz: Wie schnürt ein Mystiker seine Schuhe? Die großen Fragen und der tägliche Kleinkram. Herder spektrum, Freiburg i. Br., 2006.

Marti, Lorenz: Türen öffnen!: Spiritualität für freie Geister. Herder: Freiburg i. Br., 2019.

Pilgram-Frühauf, Franzisca: verdichtet. Poetische Annäherungen an Spiritualität. rüffer & rub: Zürich, 2019.

Pilgram-Frühauf, Franzisca: Vor dem Spiegel. Selbstsorge bei Demenz im Kontext von Spiritual Care. TVZ: Zürich, 2021 (in Vorbereitung).

Reddemann, Luise, Wetzel, Sylvia: Der Weg entsteht unter deinen Füßen. Achtsamkeit und Mitgefühl in Übergängen und Lebenskrisen. Herder: Freiburg, 2018.

Rüegger, Heinz: Alter(n) als Herausforderung. Gerontologisch-ethische Perspektiven. TVZ: Zürich, 2009.

Schleske, Martin: Der Klang. Vom unerhörten Sinn des Lebens. 13. Auflage. Kösel: München, 2010.

Schmid, Christoph, Pilgram-Frühauf, Franzisca: Spiritual Care im Alter. Eine Einführung für Pflegende und Begleitende. Careum Verlag: Zürich, 2018.

Schröder, Brigitta: Blickrichtungswechsel – Lernen mit und von Menschen mit Demenz. 4. Auflage. Kohlhammer: Stuttgart, 2021.

Schröder, Brigitta: Changing Perspectives. How Art Can Enhance Quality of Life in People Living with Dementia. In: Ruth Mateus-Berr, L. Vanessa Gruber (Hrsg.), Art & Dementia. Interdisciplinary Perspectives, S. 42–53. De Gruyter: Berlin/ Boston, 2021.

Schröder, Brigitta: Ja, geht denn das? Zärtlichkeit, Zuwendung, Sexualität im Pflegealltag. Verlag an der Ruhr: Essen, 2017.

Schröder, Brigitta: Martha du nervst. Von einem anderen Umgang mit Demenz. Wörterseh: Lachen, 2018.

Schröder, Brigitta: Menschen mit Demenz achtsam begleiten. Blickrichtungswechsel leben. Kohlhammer: Stuttgart, 2014.

Schützendorf, Erich, Wallrafen-Dreisow, Helmuth: In Ruhe verrückt werden dürfen. Für ein anderes Denken in der Altenpflege. 17. Auflage. Fischer: Frankfurt/M., 2016.

Stolze, Cornelia: Vergiss Alzheimer. Die Wahrheit über eine Krankheit, die keine ist. 5. Auflage. Kiepeneuer & Witsch: Köln, 2011.

Thich Naht, Hanh: Lächle deinem eignen Herzen zu. Wege zu einem achtsamen Leben. 12. Auflage. Herder: Freiburg i. Br., 2007.

Van der Kooij, Cora, Ein Lächeln im Vorübergehen. Erlebnisorientierte Altenpflege mit Hilfe der Mäeutik. 2. Auflage. Huber: Bern, 2012.